家庭医生签约服务理论研究与实践思辨

主　编　郭海健　张学艳　王萱萱
副主编　董力榕　金　辉　王丽萍
　　　　高涵昌　许兴龙

东南大学出版社
·南京·

图书在版编目（CIP）数据

家庭医生签约服务理论研究与实践思辨 / 郭海健，张学艳，王萱萱主编. -- 南京：东南大学出版社，2025.4. -- ISBN 978-7-5766-2021-4

Ⅰ. R499

中国国家版本馆 CIP 数据核字第 20256WZ046 号

责任编辑：郭　吉　　责任校对：张万莹　　封面设计：余武莉　　责任印制：周荣虎

家庭医生签约服务理论研究与实践思辨
Jiating Yisheng Qianyue Fuwu Lilun Yanjiu Yu Shijian Sibian

主　　编	郭海健　张学艳　王萱萱
出版发行	东南大学出版社
出 版 人	白云飞
社　　址	南京市四牌楼 2 号（邮编：210096　电话：025 - 83793330）
经　　销	全国各地新华书店
印　　刷	南京工大印务有限公司
开　　本	787mm×1092mm　1/16
印　　张	11
字　　数	270 千字
版 印 次	2025 年 4 月第 1 版第 1 次印刷
书　　号	ISBN 978-7-5766-2021-4
定　　价	57.00 元

本社图书若有印装质量问题，请直接与营销部调换。电话（传真）：025 - 83791830

编委会

主　编　郭海健　张学艳　王萱萱
副主编　董力榕　金　辉　王丽萍
　　　　　高涵昌　许兴龙

编　委
（按姓氏笔画排序）

王丽萍　盐城市疾病预防控制中心
王萱萱　南京医科大学医政学院
韦苏晴　苏州市疾病预防控制中心
毛　涛　江苏省疾病预防控制中心
朱思雨　盐城市委党校
刘汝刚　南京医科大学医政学院
许兴龙　江苏大学
邱山虎　东南大学附属中大医院
沈江涛　泰州市姜堰区张甸镇中心卫生院
沈征锴　江苏省疾病预防控制中心
沈　雅　江苏省疾病预防控制中心
张学艳　江苏医药职业学院
陈宝宜　南京市栖霞区迈皋桥社区卫生服务中心
金　辉　东南大学公共卫生学院
周　扬　江苏省疾病预防控制中心
胡晓江　江苏卫生健康职业学院
袁红梅　镇江市丹阳市云阳街道丹凤社区卫生服务中心
顾　娟　江苏医药职业学院
徐金水　江苏省疾病预防控制中心

高涵昌　苏州市疾病预防控制中心
郭海健　江苏省疾病预防控制中心
董力榕　江苏省疾病预防控制中心
嵇达康　江苏省疾病预防控制中心
魏佳佳　江苏大学

前言 PREFACE

家庭医生签约服务是转变基层医疗卫生服务模式的制度性创新，医疗卫生机构与常住居民签订家庭医生服务协议，明确双方权利、义务和责任，建立长期、稳定、信任的契约服务关系，为签约居民提供服务。它基于居民的健康状况、既往疾病史、就医偏好和个性化需求等因素，旨在为居民制订个性化的健康管理计划。签约服务的核心是建立稳定互信的协议服务关系，为常住居民提供综合、连续、协同的基本医疗、公共卫生和健康管理等一体化服务。

根据国家深化医药卫生体制改革的总体部署和要求，围绕推进健康中国建设、实现人人享有基本医疗卫生服务的目标，以维护人民群众健康为中心，促进医疗卫生工作重心下移、资源下沉，结合基层医疗卫生机构综合改革和全科医生制度建设，加快推进家庭医生签约服务。2022年国务院办公厅印发《"十四五"国民健康规划》，指出了"十四五"时期卫生健康工作，坚持以习近平新时代中国特色社会主义思想为指导，把人民群众的生命安全和身体健康放在第一位，全面推进健康中国建设，加快实施"健康中国"行动，深化医药卫生体制改革，持续推动发展方式从"以治病为中心"转变为"以人民健康为中心"，为群众提供全方位全周期健康服务。卫生政策导向指引着家庭医生签约服务的发展方向及未来的重任，我们有幸在历史变革中见证家庭医生签约服务的变迁，也在家庭医生签约服务的模式、绩效、学科交叉中与基层同仁们践行理论与实践相结合，在比较中发现问题，摸索未来之路。

本书从国内外家庭医生签约服务模式研究进展、家庭医生签约服务绩效评估、机构内家庭医生签约服务绩效管理、不同学科理论在家庭医生签约服务中的应用这几方面试着阐述如何做好家庭医生签约服务。

家庭医生签约服务是卫生政策研究的热点，也是社会群众关注的焦点，更是新时代基层卫生服务转型的拐点。相关书籍层出不穷，聚焦在家庭医生签约服务的绩效评估、政策解读和研究等方面。本书主要包括以下几方面：

一、对家庭医生签约服务模式进行综述，解读历史沿革，发展进程中的变化及新时代卫生工作方针下的新使命、新要求、新身份乃至发展的新高度。

二、如何做好鉴约服务。家庭医生服务包的优化设计、核心要素及推广中不同理论的应用，助力发展。

三、综合介绍绩效评估的各类方法，列举优缺点，供大家参照和思考。没有万能的绩效考核体系和方法，随着医疗卫生事业的发展、居民健康需求的变化，在数字化变革、服务模式更新下，绩效评价必然也会改变，因为我们坚信变化是永恒不变的真理。

我们始终认为我们关于家庭医生签约服务的研究还不够深入，但我们践行实事求是、不断进步的理念，与时俱进，从实践中积累智慧，紧跟国家的医疗卫生政策的步伐，紧随医疗卫生事业改革的深入，家庭医生的地位会不断提升，所有围绕其制定的管理策略及阻碍其发展的种种因素也将变化或消退。因为我们深知，时代观念的水位线过于超前和落后都会被人诟病，而我们要做的是抵制后见之明和虚幻的等待，紧随时代的变革而动。

当然，现实中家庭医生签约服务承接了很多人的期待，也承受了很多的不能承受之重，当服务由指标代替目标后，还在为数据的纸上富贵而徘徊，呈现出"伪平衡"，而面对这些深层次矛盾，很难依靠单个部门或者局部的创新改革来推动，因此作为研究者，从更多的实践案例中提炼出症结所在，希望在发展方向和方式的两个方面达到帕累托最佳。我们始终坚信，未来的家庭医生签约服务是刚需，具有不可辩驳的光明前景，而唯有潜心参与，才有共鸣，才知更替。

本书的意义并不是即时解决问题和实现全民家庭医生的覆盖，而是在于探索一个现实的横断面课题，引起学者共鸣，引领时代先驱，引导发展方向，是一个时代发展的参照面，从比较学的角度，立足当下，逐步迈向健康中国大目标。

本书的局限性在于，无法保证所陈述的内容都准确，从各价值视角看面临的问题，横看成岭侧成峰。总结过往，对未来时局把握度格局不大，特别是在 AI 技术、数字化发展下，区域医共体等宏观和微观服务形态变革，老龄化健康需求变化，家庭医生签约服务的降本和增效两难等问题，亟待学者们共同探索和解答。

目录 CONTENTS

第一章　家庭医生签约服务国内外先进经验及启示 …………… 001
　第一节　国外家庭医生签约服务模式 …………………………… 002
　第二节　国内家庭医生签约服务发展典型模式 ………………… 007
　第三节　国内家庭医生签约服务面临的困境 …………………… 008
　第四节　国外家庭医生签约服务的保障措施及先进经验启示 …… 010

第二章　家庭医生签约服务政策解读 ……………………………… 013

第三章　家庭医生签约服务包 ……………………………………… 019
　第一节　家庭医生签约服务包定义 ……………………………… 020
　第二节　家庭医生签约服务包设计 ……………………………… 021
　第三节　服务营销理念助力家庭医生签约意愿和满意度 ……… 024
　第四节　案例分析 ………………………………………………… 027

第四章　供需视角下江苏省家庭医生签约服务政策执行 ………… 031
　第一节　江苏省家庭医生签约服务政策推进历程 ……………… 032
　第二节　家庭医生签约服务政策供给成效 ……………………… 035
　第三节　家庭医生签约服务政策执行困境 ……………………… 037
　第四节　家庭医生签约服务政策执行困境的原因剖析 ………… 040
　第五节　家庭医生签约居民履约行为及其影响因素 …………… 041
　第六节　总结 ……………………………………………………… 048

第五章　家庭医生签约服务实施效果评价 ………………………… 051
　第一节　卫生项目实施效果评价理论模型 ……………………… 052
　第二节　家庭医生签约服务实施效果评估研究现况 …………… 054

第三节 政策效果评价常用方法 ………………………………… 058
第四节 各地实践探索及评估中存在的问题 …………………… 060
第五节 家庭医生签约服务实施效果评估优化建议 …………… 063

第六章 机构内家庭医生签约服务绩效管理模式 ………………… 065
第一节 家庭医生签约服务绩效管理概况 ……………………… 066
第二节 家庭医生签约服务绩效法 ……………………………… 068
第三节 家庭医生签约服务成本测算 …………………………… 073
第四节 家庭医生签约服务内部绩效管理案例介绍 …………… 080
第五节 其他医疗机构绩效管理方法 …………………………… 082

第七章 健康教育理论在家庭医生签约服务中的应用 …………… 085
第一节 健康教育行为理论与方法 ……………………………… 086
第二节 个体行为理论及其应用 ………………………………… 089
第三节 健康行为群体理论 ……………………………………… 096

第八章 认知理论在家庭医生签约服务中的应用 ………………… 105
第一节 认知相关理论概述 ……………………………………… 106
第二节 双系统认知理论 ………………………………………… 108
第三节 基于认知理论的行为干预 ……………………………… 115
第四节 案例分析 ………………………………………………… 119
第五节 展望 ……………………………………………………… 125

第九章 家庭医生签约服务供需关系 ……………………………… 127

第十章 对策和建议 ………………………………………………… 133

参考文献 ………………………………………………………………… 140

附　录 …………………………………………………………………… 148

第一章

家庭医生签约服务国内外先进经验及启示

我国家庭医生签约服务经历了从酝酿到全面实施的过程，目前各地家庭医生签约服务工作取得初步成效，但在实践中也存在诸多问题和困难。国外家庭医生签约服务经过多年发展已日趋成熟，有较多值得借鉴的经验。《旧唐书·魏徵传》："夫以铜为镜，可以正衣冠；以史为镜，可以知兴替；以人为镜，可以明得失。"知古鉴今，他山之石，可以攻玉。因此需要学习国外家庭医生签约服务的发展史，了解各国社会体制、医疗卫生政策对家庭医生签约服务工作的影响，分析国外家庭医生签约服务的实践经验，对比我国家庭医生签约服务的实施情况，明确其中存在的主要问题。特别是在全面深化医药卫生体制改革的新形势下，探讨家庭医生签约服务如何以居民健康为中心、如何提供质优价廉以及高效连续的服务，也许能让我们更明白未来家庭医生签约服务工作将如何发展。

第一节 国外家庭医生签约服务模式

家庭医生签约服务在国际上已有较长的发展历史，早在1948年，英国就建立了以全科医生为主体的国民保健制度，实行全民免费治疗，并规定居民必须与全科医生签约，由全科医生负责签约居民的初级卫生保健和转诊。发展至今，世界上已有50多个国家和地区推行了家庭医生签约服务，在降低医疗卫生费用、优化卫生资源配给和改善全民健康状况等方面起到了积极的作用。欧美国家是社区卫生服务和家庭医生模式开展得比较早的、具有代表性的地区。

一、NHS下的全科医疗合同制（英国）

英国在1948年创建了国民医疗卫生服务体系，是世界上最早实施家庭医生签约服务的国家之一。其医疗卫生服务的核心内容是"对每个人提供广泛的医疗服务""经费从国家税收支出""卫生服务由初级、二级和三级医疗机构提供"三个方面。该模式具有全民覆盖、按需服务、全民免费等特点，按人头预付是英国全科医疗合同制的主要付费方式。

英国家庭医生实行双向签约制度，居民首先在"NHS Choice"网站就近选择一家卫生中心注册，居民注册成功后，家庭医生需要分别与社区民众和英国卫生部签订医疗服务合约及服务承包合同。家庭医疗保健服务主要包括四项内容，即健康咨询、家庭健康计划、疾病预防和康复服务。居民健康问题由签约家庭医生进行首诊，出现疑难杂症时必须经过签约家庭医生进行转诊。家庭医生的薪酬与其签约病人数及服务质量挂钩，家庭医生在提供更多、更好服务的前提下可以获得更高的酬金。英国的全科医疗以支出不到国民保健服务总支出的8%，为患者提供了近90%的保健服务，被认为是"市场经济背景下集体主义医疗保健的独特案例"。

尽管英国家庭医生服务体系具有全民覆盖、公平性高等特点，其弊端也显而易见，即医疗费用增长过快、运行效率偏低等。为此，英国把全科医疗绩效考核的重点放在了提高效率上，并于 2004 年建立以质量和结果框架（Quality and Outcomes Framework，QOF）为核心的绩效考核制度。该考核制度的基本理念为：通过经济激励不断提高服务质量，并以此作为强化资源供给、提升标准及成效认可的最优手段。QOF 指标体系设计以疾病诊疗指南为循证依据，涵盖登记注册、诊断及首诊管理、持续管理等内容，执行 QOF 指标有助于有效提高全科医疗服务质量，实现慢性病日常监测与管理。

二、PCMH 下的家庭医生式服务（美国）

美国作为现代家庭医学学科创建的发源地，在家庭医学学科概念、学科教育体系建设、住院医生规范培训、家庭医生资格认证和继续教育等方面一直处于世界领先地位。但由于美国国家医药卫生体制设立的根本缺陷，家庭医学自 1960 年以来在整体医疗服务体系中的地位一直被专科医疗打压削弱，社区医疗卫生服务被边缘化。1969 年，成立了美国家庭医学委员会（American Board of Family Medicine，ABFM），委员会的成立标志家庭医学正式被认定为医学型专科，全科医生也被正式更名为家庭医生。直到 2006 年，美国 4 家医师协会（AOA、AAFP、AAP、ACP，代表全美约 33 万医师）和 IBM 等一些大型企业共同发起成立"以患者为中心的基本卫生保健合作组织"（Patient Centered Primary Care Collaborative，PCPCC），提出并建立起一种"以患者为中心的医疗之家"的基层卫生服务模式（Patient-Centered Medical Home，PCMH）。该模式以社区为基础，通过跨学科协作，结合电子信息技术与疾病管理、医疗质量提升、循证医学等理念，为患者提供形式多样、覆盖广泛的社区首诊及急诊服务。PCMH 遵循专属家庭医生、医师指导实践、全人导向、协调护理、质量与安全、服务可及和支付改革七项服务原则，在基本卫生保健领域服务理念、服务内容、组织方式、资金来源及支付方式等多方面进行了改革和创新，能够满足患者全天候预约和就诊需求，改革成效显著。由于美国主要以商业保险为主，美国的医疗保健制度这部分资金的筹集主要是来自健康保险和民众的资费，管理式保健是美国家庭医生制度的特色所在，这种模式主要强调"保险＋医疗"，主要实行按人头预付供方费用和按项目支付供方费用两种支付方式。居民购买保险后保险公司为其指派家庭医生，居民须先预约家庭医生进行治疗，并由家庭医生决定其是否转诊。这种模式主要强调"保险＋医疗"，医生不能多点执业，并在其退休后享受终身养老金的待遇，工作环境和业务程序的优化升级，使得医疗机构和保险公司之间合作分工，业务公开透明化。这种医生所挂靠的集团医院盈利是以年预付制，会员生病少、越健康，集团盈利就会越高；在实际业务操作中家庭医生更多充当"守门员"的角色，能够严格控制费用，并控制成本和提高医疗机构的服务效率，不存在处方与医生绩效挂钩这一标准。

三、法律规定的家庭医生首诊制度（德国）

德国是社会健康保险的发源地，其卫生保健体系是以健康保险制度为中心，以《健康保险法》为支撑，充分发挥医疗保险公司的作用。德国居民通过保险公司和医师协会签订契约，病人首诊必须找家庭医生，但是相对美国，德国居民在就诊时拥有更多的选择余地，可以选择不同的医生，转诊时可以选择不同的医院。通过《健康保险法》保证家庭医生首诊制度，并从政府税收补偿家庭医生，使德国家庭医生更能发挥"健康守门人"的角色功能。目前的服务支付方式主要有按人头预付、按工资支付和按服务项目支付，近年来又新增加了按点数与诊断组定额支付制度（G-DRGs），有效地控制了费用的增长。

为了确保高质量的家庭医生服务，德国从1994年1月1日起，开始实行家庭医生准入制，规定完成三年的培训并在全科医学方面成为专家的医生，才能获得进入法定健康保险系统的家庭医生行医执照，故只有具备相当能力的全科医生和少量专科医生（如儿科医生）能成为家庭医生，其通过的条件较为严苛，但确保了服务的水平。德国家庭医生与居民签约后，家庭医生负责初诊，处理常见疾病或针对部分疾病提供预防保健的指导，根据病情开出处方或化验检查单；只有在急诊或诊断为重大疾病、疑难杂症时，才会依据患者的情况开具转诊手续，让其到专科诊所或者医院做进一步的治疗。与此同时，患者在专科诊所的看病记录也会反馈到家庭医生处。家庭医生除了给患者看病外还将帮助患者办理相关转院手续、整理病历资料。德国为了加强社区服务，调整医生的专业结构，提高全科医生的比例，将专科医生与全科医生的比例由6∶4调整为4∶6，同时提高全科医生的收入。德国社区医疗有着特殊重要的地位，主要的特点有：（1）社区卫生服务提供主体多元化。公共卫生机构负责公共卫生、传染病预防和管理；门诊医疗主要由家庭医生负责提供；住院医疗由各类医院共同负责；妇幼卫生由家庭医生、医院和独立的医师协会共同负责。（2）医疗健康保险高覆盖。健康保险的人群覆盖率高（其中，法定社会医疗保险的比例为90%左右，其他私人保险5%，全人群的医疗保险率超过95%）。（3）卫生服务保障资金筹集多渠道。德国多元化的服务主体也有利于多渠道筹资，引进竞争机制，提高服务的质量和效率。德国社区卫生服务的提供和经费支付都是通过各种疾病基金会来进行的。一方面，对于服务的提供，疾病基金会以保险的方式筹集资金，与就业医师协会签订合同，间接提供资金，以切实保障服务的提供；另一方面，对于服务的支付，疾病基金会通过向投保者收取保费，并代表投保者向服务提供机构购买投保者所需的社区卫生服务。总之，依靠疾病基金会与供需双方的合同，调节监督供需双方的行为。

四、"全民公费医疗"制度下的家庭医生签约服务模式（加拿大）

加拿大以公费医疗体制闻名，1984年加拿大联邦政府颁布了《加拿大卫生法案》（*Canada Health Act*），是加拿大卫生保健体系的基石，为加拿大公民或永久居民享受全民免费医疗提供了法律依据。加拿大全部医疗机构是政府资助建立，为本国公民或永久居民提供免费的医疗保障服务。加拿大医疗服务实行的是家庭医生首诊制，由家庭医生和其团队处理完80%以上疾病的诊疗工作，必要时通过转诊机制将患者推荐给合适的专科医生，极大地节省了综合性医院专科的优质医疗资源。

在加拿大，初级医疗保健的工作是由家庭医生完成的，而家庭医生的执业机构是私营的。家庭医生需要租赁办公室作为社区诊所,除了每月的房租外,家庭医生还需支付护士、秘书等的费用。省政府承担患者的医疗费用,所以患者无需支付医疗费用。加拿大的家庭医疗项目多主张以"家"为基础,为患者提供全面的照顾,家庭医疗服务是整个医疗卫生服务体系的中枢,其一侧连接着社区家庭,另一侧连接着综合医院或慢性病中心的特殊医疗服务。2009年,加拿大在借鉴美国基层医疗服务体系的基础上,提出建立了"以患者为中心的医疗之家"模式(Patient-Centered Medical Home,PCMH)。该模式是一种以社区为依托、以团队为基础的基层卫生服务模式,核心服务理念是"以患者为中心",旨在扩大医疗服务范围、提高医疗质量、改善患者在基层的就诊体验。PCMH模式具有管理基金、基础设施、关联护理、服务可及、社区适应、社会责任、团队护理、连续护理、合作式护理、质量改进和专业培训十大主题。加拿大以十大主题为框架,设计协调、持续和全面的服务内容,满足患者全天候预约就诊需求,就诊过程中基于电子病历共享,保证患者信息的连续性,实现高效的双向转诊,为每位患者提供个性和动态化的管理计划,鼓励患者及其家庭成员共同参与决策和质量改进,提升患者就诊体验。发展至今,加拿大全国的家庭医生签约率已超85%,医生和人口的比例为2.4∶1 000。

五、政府主导的家庭医生计划(澳大利亚)

澳大利亚实行全民医疗保障制度,公立卫生服务在澳大利亚占主导地位,主要提供机构为公立医院和社区卫生服务中心。澳大利亚采取政府购买的方式为居民提供所需的公共卫生与医疗保健服务。联邦政府是卫生服务的最大投资者,各州政府管理提供服务的相关医疗机构。一方面,政府通过购买卫生服务鼓励不同卫生机构竞争以提高效率;另一方面,采用病例组合的方式对公立医院绩效管理,迫使医院提高服务效率,达到控制医疗费用的目的。同时,由联邦政府制定全面的绩效考核指标,成立独立的地方医院管理机构和财务监管机构,进一步明晰联邦政府和州政府的管理权限。这些改革措施都体现了政府从办医疗到管医疗、从投入控制到产出评估、从医疗到预防、从急诊住院医疗服务到预防保健公共卫生服务的转变。

澳大利亚社区卫生服务机构可为居民提供医疗、护理、康复、妇幼保健、计划免疫、家庭服务等服务。澳大利亚的初级卫生保健服务中,家庭医生(全科医生)作为最前沿的卫生服务提供者,在社区范围内解决80%以上的医疗问题,其与私人保险相结合构成澳大利亚综合医疗服务体系。患者在选择就医时,除急诊患者可直接进入公立医院就诊外,如果患者要享受政府补贴的医疗服务必须首先经全科医生首诊,再根据病情进一步转诊,方可接受相应的专科医疗服务。这种全科医生守门人制度较为成功地实现了澳大利亚分级诊疗的格局。

为整合区域卫生资源,节约医疗成本,澳大利亚政府大胆尝试和改革创新。2010年,澳大利亚启动全科医生超级诊所计划,计划筹集650.60亿澳元,通过20年时间在澳大利亚各地建立60个全科医生超级诊所,旨在为社区建立更高效的初级卫生保健体系、减少不必要的住院率、减少健康不平等、改善健康结局。为给患者提供以患者为中心的多学科综合护理，各种不同性质、不同规模的卫生服务机构通过相互合作，建立"合作伙伴"关系，如按区域配置的"全科医生网络"，政府鼓励全科医生之间及全科医生与专科医生或其他服务机构进行联系与合作、进行横向与纵向整合，从而为社区居民提供多样化的卫生服务，并减少医疗服务的职能重叠甚至是冲突。同时，鼓励社区卫生服务机构之间通过签订协议，按地域进行自愿组合建立区域卫生集团或初级保健联盟，每个联盟通过成立专门的管理委员会进行协调管理，由雇佣的专职人员或各成员的高级管理者承担管理工作，开展疾病筛查、健康教育等活动，对居民进行"一站式"服务并达到健康促进、降低医疗费用的目的。

六、分级诊疗下的全科医生守门人制度（古巴）

古巴政府从 1984 年起，在全国范围内建设家庭医生医疗体系模式，经过多年努力，终于在 2000 年实现了覆盖全国的家庭医生医疗模式，建成覆盖全国范围的三级诊疗体系，实现了"人人享有卫生保健"的目标，基本解决了长期存在的诸多医疗卫生问题，如缺乏由个人、家庭、社会全面参与的医疗服务体系，对于民众健康问题的解决力度不够，民众对医疗服务不满意等。古巴家庭医生服务模式是一种以家庭医生为核心的初级卫生服务体系，旨在提高民众的健康水平和满意度。古巴的家庭医生是全科医生，负责为一定数量的居民提供全面、连续、综合的医疗服务，包括预防、诊断、治疗、康复和健康教育等。每个家庭医生都有一个固定的工作地点，即家庭医生诊所，通常位于居民区内，方便居民就近就医。在基层首诊制和三级诊疗制度下，家庭医生诊所和社区联合性诊所为整个医疗体系的"掌门人"，在双向转诊、急慢分诊、上下联动中扮演着不可或缺的角色。患者就诊流程均从家庭医生诊所和社区联合性诊所开始，当家庭医生诊所和社区联合性诊所的诊疗技术达不到患者需求时，家庭医生负责将患者及其完整的就诊信息推送至上级医院甚至专科医学研究所，并随时跟踪和掌握患者的病情发展，配合其治疗。同时，各医院也设立有 24 h 专科急诊，急症患者可直接"越级"到医院就诊。古巴家庭医生服务模式实现了初级卫生服务的普及和优化，是其三级诊疗体系的基础，可解决约 80% 的民众健康问题，有效地降低了二级和三级医疗机构的负担，提高了民众对医疗服务的信任度和满意度。根据古巴公共卫生部 2020 年的数据，古巴的家庭医生服务的覆盖率达到了 100%，每 122 名古巴居民拥有 1 名医生，每 128 名居民拥有 1 名护士。

第二节 国内家庭医生签约服务发展典型模式

在总结实践经验的基础上，我国家庭医生签约服务主要形成了五种典型发展的模式，即上海市"1＋1＋1"签约服务模式、江苏省盐城市大丰区"基础包＋个性包"签约服务模式、浙江省杭州市"医养护一体化"签约服务模式、福建省厦门市"三师共管"签约服务模式、安徽省定远等县"按人头总额预付"签约服务模式。

一、上海市"1＋1＋1"签约服务模式

上海市作为全国家庭医生制度起步最早的城市之一，其家庭医生签约服务机制从早期的"以软签约为主，引导居民认识、接触与逐步接受家庭医生服务"逐步发展到"医疗机构组合模式的紧密型签约"，最终探索出"1＋1＋1"签约服务模式。该模式由居民在选择社区卫生服务中心家庭医生签约的基础上，再选择一家区级医疗机构、一家市级医疗机构进行签约，形成"1＋1＋1"的签约组合。这种模式在专家号源、绿色转诊等方面给予倾斜，构建了优质医疗资源上下贯通的渠道和机制，提升了签约后服务的能力和签约吸引力。

二、江苏省盐城市大丰区"基础包＋个性包"签约服务模式

此模式为签约居民提供包括基本公共卫生和基本医疗在内的免费基础性服务，针对老年人、儿童、慢性病患者等不同人群，遴选针对性强、认可度高、实施效果好的个性化服务，从而形成"梯度结构、种类合理、特色明显、内容丰富"的服务包。通过卫生健康与物价、医保及民政等部门的通力合作，形成了有利于签约服务的环境政策，辅以医保报销等优惠措施，扩大了签约覆盖面。

三、浙江省杭州市"医养护一体化"签约服务模式

"医养护一体化"模式是以落实系列激励机制，保障家庭医生向签约居民提供以医疗、康复和护理为主要内容的一种签约服务模式。卫生与财政部门的联动，经由财政和居民共同出资承担签约费用，其中市、区两级财政承担90％的签约服务费。卫生健康与物价部门联动，提高家庭病床建床费、巡诊费收费标准，体现家庭医生服务价值。卫生健康与医保部门联动，签约居民可获得医保起付线的减免。卫生健康与人社部门联动，突破绩效工资限制，签约服务费不计入绩效工资总额，且签约服务经费70％用于全科医生及团队，对调动医务人员积极性发挥了正向激励导向作用。通过"四轮联动"，有效推动签约服务模式行稳致远。

四、福建省厦门市"三师共管"签约服务模式

厦门市以慢性病（高血压、糖尿病）为突破口，创新设立了以全科医师、健康管理师和上级医院专科医师为团队的"三师共管"分级诊疗模式。家庭医生作为签约服务的第一责任人，主要由基层医疗卫生机构注册的全科医师担任，同时厦门市积极引导符合条件的公立医院医师和中级以上职称的退休临床医师作为家庭医生提供签约服务。在厦门市以团队服务为主要服务形式的"1＋1＋N""三师共管"家庭医生签约服务模式中，全科医师负责落实、执行治疗方案、病情日常监测和协调双向转诊，健康管理师侧重于居民健康教育和患者的行为干预，医院专科医师负责明确诊断与治疗方案、指导基层的全科医师。根据《厦门市家庭医生基层签约服务实施方案（试行）》，在国家基本公共卫生服务项目及一般常见病、多发病的诊治服务基础之上，签约居民还可以享受多种服务，包括个性化技术指导、专家门诊预约、团队健康管理、慢性病长处方、康复训练指导、大型设备检查预约及便捷的双向转诊。有需要的签约居民可以享有上门服务，其家庭成员也可优先享受到彩超、肿瘤标志物等收费性基本医疗项目和慢性病筛查项目。

五、安徽省定远等县"按人头总额预付"签约服务模式

安徽省定远等县组建县、乡、村三级医共体，由城乡居民医保资金按人头总额预付，建立责任共担、利益共享的分配激励机制。该模式着力将患者下沉到基层，将乡村医生收入与签约数量、质量和效果挂钩，提高了签约积极性。结合精准扶贫开展签约服务，贫困人群的签约服务费由政府买单，体现社会主义制度的优越性，使党和政府的关怀通过签约传递到困难群体。

第三节 国内家庭医生签约服务面临的困境

家庭医生签约服务工作，涉及三个重要主体，分别是政府或卫生健康管理部门，其主要工作内容是制定政策，运用行政力量推动工作开展；家庭医生服务团队，主要由社区医生和基层医疗卫生工作人员组成，其主要工作内容是提供基本医疗、疾病预防、健康教育等公共服务内容；家庭医生服务对象，主要由辖区城乡居民，尤其是老年人、慢性病患者等重点人群组成，他们是家庭医生签约服务的对象，接受家庭医生服务团队提供的相应卫生保健服务。这三个主体也可以分别称为协调主体（政府）、服务提供者（家庭医生团队）、服务接受者（居民）。在家庭医生签约服务工作开展的整个过程中，我们可以分别针对不同主体在工作中的特点和问题，提出相应的工作方式和管理措施。

一、协调主体在家庭医生签约服务中面对的问题

我国将家庭医生签约服务作为一项公共服务推行,这决定了家庭医生签约服务的公益性,也决定了政府在家庭医生签约服务过程中的主导地位。政府应做好家庭医生签约服务的顶层设计。

在政府层面,目前主要存在相关政策不完善的问题。首先,没有相关政策积极引导居民合理就医。对于基层首诊、分级诊疗,政府没有强制性的规定,对于不同医疗机构之间的双向转诊也没有明确的规定。其次,目前我国对于各地的家庭医生如何实施还没有明确的规定和相应的法律体系保护,并且没有合理的激励机制去调动家庭医生的工作热情。最后,医疗保险政策需要根据各地实际情况,在报销比例、基层首诊、三医联动等方面调整结构,特别是基层医疗卫生机构由于以往积累形成医疗行为的不规范未能及时改正,而通过年底减少经费拨付、罚款等方式导致基层医疗卫生机构入不敷出,出现员工消极怠工、宁可转诊而不看病等恶性循环。政策还需要惩前毖后、治病救人,不断促进医疗卫生事业的发展。同时在体现医务人员服务价值方面,除提高药事服务费等外,还应赋予全科医生开展健康教育、健康管理和指导等服务项目的价值,并纳入医保报销范围。

政府拔苗助长催生大量"签而不约""为签而签"现象。尽管各级地方政府大力推行家庭医生制度,也取得了一些阶段性成效,但目标导向型的指标更容易导致出现"签而不约""为签而签"现象。各级医疗卫生机构则对居民采取"积极鼓励""免费""折扣优惠"等诱致性办法,诱使大量居民糊里糊涂地签约。多地甚至出现整个社区、整个单位、整个村庄全体成员"被集体签约"的奇怪现象。而在服务能力方面,也未能深入调查研究基层服务能力与服务包提供的内容匹配度,重视签约指标,而忽视履约等软性约束指标。

目前我国居民对于家庭医生政策的内容认知情况、家庭医生政策的服务利用等方面表现还较薄弱,主要是对家庭医生签约服务制度设计的研究还不够深入,多部门的支持力度还需整合和加强,协同和倍增效应不明显。同时,学者们对基层机构的服务调查研究也证实目前政策执行效果不佳的成因,主要表现在政策落地因地制宜不佳、执行机构能力不足、目标群体政策认同感不强、政策环境支持力度不够四个方面。同时,有学者研究认为,政府支撑性政策还不完善、家庭医生人才缺乏、居民获得感有待增强等问题突出,究其原因是政府在政策制定中的主导作用发挥不够、家庭医生职业吸引力弱、家庭医生签约服务的质量效果欠佳。

二、服务提供者在家庭医生签约服务中面对的问题

基层医疗卫生机构的全科医生作为家庭医生签约服务主要提供者,其自身所处环境,存在诸多问题。

一是培养体系不完善。目前我国全科医生培养主要包括"5+3"培养模式或"3+2"培养模式、基层在岗医生转岗培训和全科医学继续教育。没有科学和标准化的培养模式。

如果培养周期过长，培养成本过高，可能导致家庭医生的流失。较短的培养模式，也会导致家庭医生的相关理论或实际操作能力较弱，降低家庭医生的工作胜任力。

二是家庭医生的社会地位也较低，与专科医生相比缺乏竞争力，很多人不愿意成为家庭医生。职业满意度低，导致家庭医生缺乏工作积极性。

三是家庭医生的付出与收益不对等。家庭医生的工作任务繁重，收入却非常低，家庭医生的主要收入不是来自疾病预防和健康管理，而是来自疾病诊疗，导致家庭医生对自己的主要职能强烈不满。

三、服务接受者在家庭医生签约服务中面对的问题

居民作为家庭医生签约服务的服务接受者，存在着健康素养低、盲目求医等问题。《中华人民共和国基本医疗卫生与健康促进法》明确自己是健康的第一责任人，因此居民应通过自我学习、健康教育等不同途径，不断提升自我的健康素养。

签约服务的知晓和信任度的问题。居民因缺乏就医的常识，对家庭医生签约服务不了解，因不了解而导致不信任；或者因对就医秩序存在误区，面对健康问题的时候过度敏感或过度钝感。居民个体对各类病痛的感觉阈值不一样，有的居民就对罹患疾病十分敏感，一有头疼脑热，无论大病小病，一定首先就要去最好的医院找最好的专家，极大地浪费了医疗资源；有一部分居民小病不治，只有在出现大病的时候才会就医，用土方、偏方和拖延等方式来应对身体和精神上出现的疾病早期信号，最后小病拖成大病，导致严重的后果。

第四节　国外家庭医生签约服务的保障措施及先进经验启示

一、国外家庭医生签约服务的保障措施

各国的医疗模式及家庭医生签约服务方面都有其特色，但家庭医生签约服务仍具有以下共同点：一是家庭医生是基层医疗卫生服务的核心，负责居民的健康管理、基本医疗、预防保健、个性化的健康指导和教育等。二是家庭医生与居民签订服务协议，建立长期稳定的服务关系，提供连续性、协调性和综合性的服务。三是家庭医生与其他医疗机构和专科医生形成有效的分级诊疗和双向转诊机制，实现资源优化配置和服务质量提升。四是家庭医生签约服务受到政府的支持和监督，享有一定的政策优惠和激励措施。五是资金筹集多元化，鼓励引入社会基金、商业保险等在内的多渠道资金参与家庭医生签约服务支付体系。

国外家庭医生签约制度在改善全民健康状况方面效果显著，同时降低了居民就医费用，合理地利用了卫生资源。这些成功的经验，都离不开较为成熟的运行模式和有效的保

障机制。

（一）制度保障

健全的卫生相关法律体系是国外完善的家庭医生制度的保障基础，英国有《全科医疗服务合约》《NHS宪章》，德国有《健康保险法》等相关法律合约，古巴则在宪法中有许多相关规定，美国实行门诊预付费制度，澳大利亚实行慢性病管理计划等。各国的家庭医生签约服务制度的共同点是：强制性的首诊制度以及严格的转诊制度是家庭医生签约服务的制度保障。

（二）人才保障

医学教育是培养高质量家庭医生团队的重要方式，国外已形成较为完整的教育体系，培养目标明确，教学标准规范，注重培养质量，具有雄厚的师资力量和严格的导师带教制度。作为家庭医生培养的全科医学教育，大致分为全科医学学科教育、毕业后教育和继续教育三个阶段。经过完整的医学教育，各国的家庭医生队伍不仅拥有较高的医学理论和实践素养，也具有较强的独立工作能力。教育为本的理念以及源源不断的人才输送，为建立高水平全科医生队伍夯实了基础，为高水平服务提供坚实保障。

（三）经费保障

目前，世界上多个国家都采用按人头预付方式支付供方费用，如英国、加拿大、澳大利亚等国在签约过程中均有基本签约费。英国依据与家庭医生签约的居民数量按人头购买服务支付给家庭医生，标准为每年人均75.77英镑，家庭医生签约费用则与合约方式协同支付。为增加自身收入，英国家庭医生非常注重预防保健工作，尽可能在社区解决疾病，从而提高服务质量。与英国、加拿大等国按人头预付方式不同，美国家庭医生无基本签约费用，居民和家庭医生签约后确定了长期服务对象，从服务中获取报酬。同时为了能够吸引更多的居民优先选择家庭医生，美国政府采用了调整医疗费用起付线、居民自付与共付份额等经济激励手段，促使居民生病之后愿意优先考虑向自己的家庭医生寻求帮助，让其制定治疗方案。

二、国际家庭医生签约服务发展模式对我国开展家庭医生签约服务的启示

国外家庭医生制度历经半个多世纪发展，相关理论研究已趋于完善，其经验和做法对于完善我国家庭医生制度具有一定的参考价值。

（一）建立健全法律保障体系

如前所述，国外完善的家庭医生制度都是基于全面的法律保障体系的。借鉴国外模式，我国也应建立家庭医生签约服务法律保障体系，包括家庭医生教育培训制度、签约服务各主体权责、家庭医生首诊制度、家庭医生绩效考核制度等多个方面。

（二）人才队伍的培训

高水平的家庭医生队伍是实行家庭医生签约服务的基础，规范化的全科医生培养决定

了基层医疗卫生服务的质量。国外的全科医生培养的启示我们应注重不同学历的医生的培养，加快提升医生的服务能力。

（三）全面确立家庭医生首诊制度

家庭医生首诊制度在许多国家和地区都已全面推行，无论是在社会医疗保险体制国家，还是在商业医疗保险体制国家，或者是国民健康服务体制国家，家庭医生首诊制度都以不同的形式存在，引导着人们的就医流向。如德国用法律规定家庭医生首诊，澳大利亚的综合医院则不开设普通门诊等。成熟的家庭医生签约服务模式必须伴随着全面规范的家庭医生首诊制度，因此在全国范围内确立家庭医生首诊制度是我国新时期一项重要的战略任务。

（四）丰富签约内容，做好服务包推广

国外的家庭医生服务各有特色，如美国的"超级私人医生"、特需儿童服务，澳大利亚的健康管理服务，美国和德国的预约就诊服务等。签约服务包设置应遵循"以居民健康需求为导向"的原则，建立丰富的签约服务包内容，如设置特色服务包、增加服务包内容、转诊医疗机构多元化等。同时，要广泛宣传家庭医生签约服务，将服务包内容进行宣传和推广。

（五）设置专项经费，增加专项投入

英国和古巴的"全民免费医疗"是建立在政府巨大的医疗资金投入的基础上的。目前国内部分省市单独设立的家庭医生签约基本服务费是借鉴国外经费保障机制和国家基本公共卫生服务项目经费保障经验。期待国家通过顶层设计在全国层面设立家庭医生签约服务专项经费，激励家庭医生的工作积极性，确保签约服务的可持续性发展，并根据财政状况加大对签约服务的资金投入，减轻居民的经济负担。

（六）完善绩效考核评估体系，实现激励措施多元化

国际上对家庭医生的激励措施有很多种，如英国针对家庭医生建立的以质量和结果框架（QOF）为核心的绩效考核制度和针对家庭医生的书面投诉。QOF针对临床诊断、患者体验、中心工作组织和其他服务四个方面进行评估；书面投诉则让签约居民有渠道可以表达自己对家庭医生的感受。美国对费用控制合理的家庭医生会将保费多余的部分奖励给他们。澳大利亚则构建了"全科医生评审项目"，在经济上激励家庭医生。而在古巴，家庭医生收入水平和专科医生收入相当。这些绩效考核评估体系和模式，均可为我国建立家庭医生考核评估和绩效管理提供借鉴。

第二章

家庭医生签约服务政策解读

相比于国外家庭医生签约服务，我国在这项事业上起步较晚。尽管如此，我国始终坚持"以人民为中心"的发展理念，遵循需求导向、循序渐进、质量为先、赋能基层的基本原则，注重有效签约、规范履约，提升服务内涵，完善政策支撑，把提高签约居民获得感和调动家庭医生工作积极性作为中心任务，落实好家庭医生作为居民健康和医保费用双重"守门人"作用，持续推进和保障家庭医生签约服务高质量发展，在顶层设计和发展思路上充分借鉴国外成功经验，同时结合我国实际情况，逐步发展出一套符合我国国情的机制模式。

从发展过程上看，我国家庭医生签约服务大致可分为以下四个发展阶段。

一、萌芽酝酿阶段（1997—2010 年）

1997 年出台的《关于发展和完善农村合作医疗若干意见的通知》（国发〔1997〕18 号），虽然还未明确提出家庭医生签约服务制度，但从"初级卫生保健""家庭医疗预防保健服务"等词汇中已经出现家庭医生签约服务制度的萌芽。此时，为推进深化卫生改革，我国医疗系统开始针对基层医疗服务制定政策，关注国民健康水平的整体提高，将农村卫生院和社区、家庭医疗等结合起来。2000 年提出建立健全社区卫生服务组织，2001 年指出将农村初级保健工作纳入国家社会发展规划，2006 年明确"全科医师""社区卫生服务机构"在基层医疗中的作用，2007 年，"十一五"规划纲要提出到 2010 年在全国初步建立覆盖城乡居民的基本卫生保健制度框架，初步建立较完善的社区卫生服务体系。

自 2008 年起，国内多地开始尝试探索以家庭医生为切入点，构建新型基层公共卫生服务体系。此阶段的政策主要以医院、社区和家庭整个治疗网络的实现为目标，建立完善基层公共卫生服务体系。随着家庭医生概念的正式提出，培养以全科医生为重心的基层卫生人才队伍逐渐成为政策重点。到 2010 年，原则上要求每万人需配备公共卫生医师 1 名和家庭医生 2~3 名。第一次提出社区卫生服务中心逐步承担起居民健康"守门人"的职责。对健全基层医疗卫生服务体系的机构建设标准、基层家庭医生人才队伍建设等方面提出具体要求和目标，进一步明确了家庭医生的发展方向和实施路径。我国该阶段的相关政策，虽还未明确提出家庭医生制度，但已为家庭医生签约服务的开展和推广奠定了良好基础。

二、试点探索阶段（2011—2015 年）

进入"十二五"时期，我国家庭医生政策开始从顶层整体设计，与我国实际情况相匹配的家庭医生相关政策相继出台。2011 年国务院《关于建立全科医生制度的指导意见》明确提出坚持保基本、强基层、建机制的基本路径，遵循医疗卫生事业发展和全科医生培养规律，引导全科医生到基层执业，逐步形成以全科医生为主体的基层医疗卫生队伍，建立分级诊疗模式，实行全科医生签约服务，为群众提供安全、有效、方便、价廉的基本医疗卫生服务。自此我国各地探索了多种形式的试点，在服务内容、团队构成、资金投入、考核激励等机制方面进行积极探索，为改革积累宝贵经验。

2012年由国务院医改办牵头,在全国10个城市开展以"全科医生执业方式和服务模式"为核心内容的改革试点,北京、上海、青岛、成都、武汉、哈尔滨、芜湖等各地家庭医生签约服务陆续开展起来,基本建立全科医生首诊和分级诊疗制度,逐步形成全科医生按签约居民数获得服务费为基础的新激励机制。2013年《关于开展乡村医生签约服务试点的指导意见》(卫办农卫发〔2013〕28号)提出在农村地区探索开展乡村医生签约服务试点工作,完善乡村医生签约服务激励机制,鼓励多劳多得、优绩优酬,确保签约乡村医生应获得的补偿及时足额到位,充分调动乡村医生的积极性,进一步规范乡村医生服务行为和内容,转变乡村医生服务模式和理念,全面提高农村居民的卫生服务利用率和医疗保障水平。

2015年9月,国务院办公厅印发《关于推进分级诊疗制度建设的指导意见》(国办发〔2015〕70号)指出,建立分级诊疗制度是合理配置医疗资源、促进基本医疗卫生服务均等化的重要举措。建立基层签约服务制度,推进居民或家庭自愿与签约医生团队签订服务协议。签约服务以老年人、慢性病和严重精神障碍患者、孕产妇、残疾人等为重点人群,逐步扩展到普通人群。签约医生团队负责提供约定的基本医疗、公共卫生和健康管理服务。规范签约服务收费,完善签约服务激励约束机制。探索提供差异性服务、分类签约、有偿签约等多种签约服务形式,满足居民多层次服务需求。通过基层在岗医师转岗培训、全科医生定向培养、提升基层在岗医师学历层次等方式,多渠道培养全科医生,加强全科医生规范化培养基地建设和管理,提高全科医生的基本医疗和公共卫生服务能力,发挥全科医生的居民健康"守门人"作用。

三、全面实施阶段(2016—2018年)

自2016年起,国家有关家庭医生的政策开始转向具体实施,可行性、可实施的工作逐渐增多,与其他方面的联系更加全面。2016年6月,国家医改办、卫计委、发改委、民政部、人社部和中医药管理局七部门联合印发《关于推进家庭医生签约服务的指导意见》(国医改办发〔2016〕1号),在收付费机制、激励机制、绩效考核、技术支撑、组织实施等方面提出了总体方案,明确了服务主体及服务内容,为居民提供基本医疗、公共卫生和健康管理的服务内涵,以全科医生为主体的团队开展签约服务,二级以上医院应选派医师提供技术支持和业务指导,有条件的地区可吸收药师、健康管理师、心理咨询师等加入团队,明确提出了"到2020年基本实现家庭医生签约服务制度的全覆盖"的目标,全国家庭医生签约服务工作全面正式启动。

2018年3月人力资源和社会保障局、财政局和卫生计生委联合出台《关于完善基层医疗卫生机构绩效工资政策保障家庭医生签约服务工作的通知》(人社部发〔2018〕17号),进一步完善基层医疗卫生机构绩效工资政策,保障家庭医生签约服务工作,明确县级以上人力资源社会保障、财政部门要按照"允许医疗卫生机构突破现行事业单位工资调控水平,允许医疗服务收入扣除成本并按规定提取各项基金后主要用于人员奖励"要求,统筹平衡与当地县区级公立医院绩效工资水平的关系,合理核定基层医疗卫生机构绩效工资总量和水平。基层医疗卫生机构要进一步完善绩效工资分配办法，完善医疗卫生机构考核评价机制和指标体系，定期组织考核，考核结果与绩效工资薪酬挂钩，使家庭医生通过提供优质签约服务等方式合理提高收入水平，提高开展签约服务的积极性。

全国各地积极探索发展，取得了阶段性成效。同时伴随着我国卫生健康形势的发展，居民对签约服务的认知度明显提升，家庭医生团队提供服务也亟待进一步的规范。2018年9月，国家卫生健康委、国家中医药管理局联合印发《关于规范家庭医生签约服务管理的指导意见》（国卫基层发〔2018〕35号），要求提升家庭医生签约服务规范化管理水平，促进家庭医生签约服务提质增效。从服务主体、对象和协议、服务内容、签约费用、技术支撑、双向转诊机制、互联网+签约服务、管理与考核、宣传与培训等九个方面具体做出了明确的规范意见及要求。原则上每名家庭医生签约人数不超过2000人。明确签约服务费可由医保基金、基本公共卫生服务经费和居民付费等分担，签约服务费作为家庭医生团队所在基层医疗卫生机构收入组成部分，按照"两个允许"的要求用于人员薪酬分配，体现多劳多得，原则上应当将不低于70%的签约服务费用于家庭医生团队。

四、高质量发展阶段（2019年至今）

2019年至今是家庭医生签约服务高质量发展的阶段，2019年12月28日第十三届全国人民代表大会常务委员会第十五次会议通过《中华人民共和国基本医疗卫生与健康促进法》，自2020年6月1日起正式实施。其中第二章第31条规定：国家推进基层医疗卫生机构实行家庭医生签约服务，建立家庭医生服务团队，与居民签订协议，根据居民健康状况和医疗需求提供基本医疗卫生服务。这标志了我们家庭医生签约服务走上了法制化的管理道路。"以基层为重点"是新时期我国卫生与健康工作总方针的一项内容，这部法律明确了我国卫生健康领域的多项基本制度和基本原则，包括建立基本医疗卫生制度、医疗机构分类管理制度、基层医疗服务网络体系、多层次的医疗保障体系等，推动我国卫生健康领域建设，更好地保障人民健康。

2022年3月，国家卫健委、财政部、人社部、国家医保局、国家中医药局、国家疾控局联合印发《关于推进家庭医生签约服务高质量发展的指导意见》（国卫基层发〔2022〕10号），积极增加家庭医生签约服务供给，扩大签约服务覆盖面；强化签约服务内涵，突出全方位全周期健康管理服务，推进有效签约、规范履约；健全签约服务激励和保障机制，强化政策协同性，夯实签约服务政策效力，推进家庭医生签约服务高质量发展。重点抓好由全科向专科拓展、由基层医疗卫生机构向二三级医院拓展、由公立医疗机构向民营医疗机构拓展、由团队签约向医生个人签约拓展、由固定一年签约周期向灵活签约周期拓展、由管慢性病向慢性病与传染病共管拓展，并将"鼓励和引导综合医院全科医学科参与基层家庭医生签约服务"列入国家卫生健康委年度重点任务。到2035年，签约服务覆盖率达到75%以上，重点人群签约服务覆盖率达到85%以上，在确保质量和签约居民获得感、满意度前提下，逐步建成以家庭医生为健康"守门人"的家庭医生制度。

2023年3月,中共中央办公厅、国务院办公厅出台《关于进一步深化改革促进乡村医疗卫生体系健康发展的意见》,把乡村医疗卫生工作摆在乡村振兴的重要位置,以基层为重点,以体制机制改革为驱动,加快县域优质医疗卫生资源扩容和均衡布局,推动重心下移、资源下沉,健全适应乡村特点、优质高效的乡村医疗卫生体系,让广大农民群众能够就近获得更加公平可及、系统连续的医疗卫生服务。明确提出支持分级诊疗模式和家庭医生签约服务制度建设,依托乡村医疗卫生机构推行门诊统筹按人头付费。完善收入和待遇保障机制,统筹平衡乡镇卫生院与当地县级公立医院绩效工资水平的关系,合理核定绩效工资总量和水平。提升乡村医疗卫生机构全科医生工资水平,使其与当地县级公立医院同等条件临床医师工资水平相衔接。完善并落实基本公共卫生服务经费、医保基金和农村居民个人共同负担家庭医生签约服务费政策,拓宽筹资渠道,探索统筹使用,完善分配机制。同月,中共中央办公厅、国务院办公厅印发了《关于进一步完善医疗卫生服务体系的意见》,明确提出健全家庭医生制度。以基层医疗卫生机构为主要平台,建立以全科医生为主体、全科专科有效联动、医防有机融合的家庭医生签约服务模式,提供综合连续的公共卫生、基本医疗和健康管理服务。引导二级及以上医院全科医生作为家庭医生或加入基层家庭医生团队,在基层医疗卫生机构提供签约、诊疗等服务。完善签约服务筹资机制,有条件的地区可探索将签约居民的医保门诊统筹基金按人头支付给基层医疗卫生机构或家庭医生团队。健全签约服务收付费机制,落实签约居民在就医、转诊、用药、医保等方面的差异化政策,逐步形成家庭医生首诊、转诊和下转接诊的服务模式。这些政策的陆续出台意味着家庭医生签约服务已经从量的要求逐渐转向质的提升。

表2-1为我国关于探索家庭医生签约服务的政策举措。

表2-1 我国关于探索家庭医生签约服务的政策举措

序号	发文年份	发文主体	文件名称	主要措施
1	1997	国务院	《关于卫生改革与发展的决定》	加快发展全科医学,培养全科医生
2	1999	卫计委	《关于发展城市社区卫生服务的若干意见》	
3	2006	国务院	《关于发展城市卫生服务的指导意见》	以社区、家庭和居民为对象,以主动服务、上门服务为主,开展诊疗服务
4	2009	国务院	《关于深化医药卫生体制改革的意见》	全面发展家庭责任医生服务的各种模式
5	2011	国务院	《关于建立全科医生制度的指导意见》	实行全科医生签约服务,推行全科医生与居民建立契约服务关系
6	2015	国务院办公厅	《关于推进分级诊疗制度建设的指导意见》	将基层签约服务制度作为建立健全分级诊疗的保障机制

续表

序号	发文年份	发文主体	文件名称	主要措施
7	2016	国务院医改办等七部门	《关于推进家庭医生签约服务的指导意见》	提出了到2020年家庭医生签约服务的工作目标,并明确了签约服务的工作原则、任务措施和保障措施等
8	2017	卫计委、国务院医改办	《关于做实做好2017年家庭医生签约服务工作的通知》	对家庭医生签约服务工作进行了详细说明,并提出指导性意见
9	2018	卫健委	《关于做好2018年家庭医生签约服务工作的通知》	提出了进一步扩大签约服务覆盖面的目标,并强调要加强签约服务内涵建设、提高服务质量
10	2019	卫健委	《关于做好2019年家庭医生签约服务工作的通知》	提出了加强签约服务内涵建设、提高服务质量的目标,并强调要继续扩大签约服务覆盖面、健全签约服务运行机制等
11	2020	十三届全国人民代表大会常务委员会第十五次会议	《中华人民共和国基本医疗卫生与健康促进法》	国家明确推进基层医疗卫生机构实行家庭医生签约服务,建立家庭医生服务团队,与居民签订协议,根据居民健康状况和医疗需求提供基本医疗卫生服务,标志我国家庭医生签约服务走上了法制化的管理道路
12	2020	国务院	《关于进一步做好基层基本公共卫生服务工作的通知》	提出了到2025年基本实现家庭医生签约服务全覆盖的目标,并明确了加强家庭医生队伍建设、提高服务质量等方面的任务措施
13	2022	国家卫生健康委等六部门	《关于推进家庭医生签约服务高质量发展的指导意见》	进一步完善家庭医生签约服务政策措施,提出加强家庭医生签约服务的顶层设计、完善政策保障、提高服务质量、加强监督评价等方面的具体措施,推动家庭医生签约服务高质量发展
14	2023	中共中央办公厅、国务院办公厅	《关于进一步深化改革促进乡村医疗卫生体系健康发展的意见》	明确提出支持分级诊疗模式和家庭医生签约服务制度建设,依托乡村医疗卫生机构推行门诊统筹按人头付费。统筹平衡乡镇卫生院与当地县级公立医院绩效工资水平的关系,合理核定绩效工资总量和水平。提升乡村医疗卫生机构全科医生工资水平,使其与当地县级公立医院同等条件临床医师工资水平相衔接。完善并落实基本公共卫生服务经费、医保基金和农村居民个人共同负担家庭医生签约服务费政策,完善分配机制
15	2024	中共中央办公厅、国务院办公厅	《关于进一步完善医疗卫生服务体系的意见》	明确提出健全家庭医生制度。以基层医疗卫生机构为主要平台,建立以全科医生为主体、全科专科有效联动、医防有机融合的家庭医生签约服务模式,提供综合连续的公共卫生、基本医疗和健康管理服务

第三章

家庭医生签约服务包

家庭医生签约服务是通过家庭医生与辖区居民建立稳固的契约服务关系，使家庭医生成为居民的首诊医生，为签约服务对象提供针对性的基本公共卫生、基本医疗、预约转诊、病伤康复、健康管理、长期照护等连续协同的健康服务，起到医防融合的纽带作用，促进医疗卫生服务模式由以"治病为中心"向以"健康为中心"转变。在整个服务中，签约是保障服务到位的基础，协议相当于一纸契约，保证服务的内容，保障服务对象的权益，同时也规定了服务对象的相关行为，具有一定的约束作用。但如何进行服务的集约化和灵活化，让居民感受到签约服务与综合性医院的专科化医疗服务的差异化，是签约服务中需要深入思考的问题。现已呈现的免费签约服务"签而不约"、获得感不强、服务内容过于模式化、灵活性差等突出问题，与理想的家庭医生签约服务担当居民健康和医保控费双守门人、基层首诊、分级诊疗的制度性要求相去甚远，尤需更高层次的个性化签约服务。因此，为满足人民群众对健康保健管理服务需求的不断增长，需要根据时代的发展进行创新，加快构建层次更高、质量更好、效率更快的家庭医生签约服务体制机制。

而目前提倡的三大类家庭医生签约服务包，特别是个性化服务包，如何能够因地制宜为居民提供形式多样的健康服务、设计满足居民需求的多学科综合性个性化的服务包，体现出差异化、个性化满足需求的特征，对服务包的设计和推广提出了更高的要求。

第一节　家庭医生签约服务包定义

家庭医生签约服务包是按照居民的健康需求，将医疗机构能够提供的健康管理、疾病诊疗、康复等服务内容进行打包的组合。因此，医疗领域的服务包是将服务营销理念融入医疗行业，并以人民健康需求为中心，不断深化和优化服务的过程。对于服务包的理解，更多的研究和理论参考来源于市场营销学，可参照凯洛格（Kellogg）于1995年提出的由有形和无形组成的服务，在某个环境下提供的一系列产品和服务的组合，满足顾客的程度。服务管理学专业的詹姆斯·A·菲茨西蒙斯（Jams A·Fitzsimmons）等教授们认为的服务包是关于服务的性质，甚至某一行业具体服务也是由支持性设施在内的辅助物品实现的显性和隐性利益构成的服务包（Service Package）。从此定义延伸，不难发现服务包也可以理解为患者健康价值，指供方（医疗方）提供给客户的产品、服务和体验的综合。因此在医疗服务领域内，可以对家庭医生签约服务包下一个定义：家庭医生团队在契约精神的约束下，围绕居民的健康问题或为达到某种疾病治疗的疗效，开展的一系列服务总和，既包括了家庭医生团队的技术和沟通服务，也包含了使用的药物、医学治疗和康复，更包含居民心理感受到的愉悦、情感转变的综合。根据此定义，不难理解国家关于家庭医生签约服务高质量发展指导意见的深刻内涵。明确涵盖不同人群、不同疾病状态下享受到的基本公共卫生服务包、健康管理综合服务包和个性化签约服务包三大类，旨在满足不同个体的健康需求，同时也不拘一格差异化发展签约服务。

例如，广州市家庭医生签约服务包分为政府全额付费（免费服务包）、个人固定付费（基本服务包）和个人协议付费（个性服务包）三种类型。居民可以根据身体状况、需求及享受的医疗保险类型的不同，选择不同的服务包。签约机构按约定的服务包提供服务内容，收取相应的签约服务费。

免费服务包：提供基本公共卫生服务（建立居民健康档案、健康教育和咨询服务、健康管理服务等），签约服务费由政府承担，居民不需付费。

基本服务包：在免费服务包基础上，职工医保参保人每年个人自付 30 元，居民医保参保人每年个人自付 20 元，即可享受 200～300 元的超值服务。

最低生活保障对象、特困供养人员、孤儿、儿童福利机构供养儿童和事实无人抚养儿童及计生特别扶助家庭签约基本包，个人自付部分由政府承担。符合资助条件的残疾人在定点基层医疗卫生机构签约家庭医生，可获得广州市家庭医生签约服务包（精准康复包）资助。

个性化服务包：在居民自愿的基础上，根据签约居民健康状况和需求制定个性化健康管理服务。个性化服务包的内容属于医疗保险普通门诊统筹支付范围部分按照政策规定由医保基金及个人分担，属于自费服务项目由个人自付。例如江苏省在个性化签约服务包设计时，针对老年人、儿童、孕产妇、残疾人等重点人群，以及高血压、糖尿病、慢阻肺等重点疾病，编制了《江苏省家庭医生签约服务项目库》，梳理重点人群签约服务通用需求，丰富签约服务内容，制定个性化签约服务包，提供健康管理＋个性化的"菜单式"服务，供居民选择。

第二节 家庭医生签约服务包设计

家庭医生签约服务包是家庭医生服务中的关键点，既是医学服务营销的产品，也是连接医患双方的节点，同时具有产品和服务的属性。根据营销服务理论，医疗服务方根据不同等级医疗卫生机构的服务能力、所处的区域卫生现况以及自身资源现状，为实现一系列服务产品优化组合而进行构思和设想，形成打包的组合服务。家庭医生签约服务包设计秉承需求导向、服务对象满意、质量至上和持续改进等核心观念。

服务营销要求树立关系营销理念、顾客满意理念、超值服务等理念，通过服务创造出的附加价值，使"产品（服务包）或品牌"具有更高质量的价值，提高其竞争力和吸引力。因此，服务包设计优劣直接影响家庭医生服务运营效益，如患有腰腿疼的患者，在服务包设计时，从服务的见效时间、患者的疼痛程度以及患者喜欢的方式来综合考虑，可在采取即刻解除患者慢性疼痛的药物治疗后，征求患者意见，是采取运动康复还是医学康复或中医理疗。这个过程充分体现了顾客满意和超值服务的理念。

而如何让居民接受服务包，在一定程度上也运用了相应的一些关系营销理念，如在具体服务包的实施过程中,注重与居民形成"亲密"关系,培养其亲和感、归属感,创造价值转型关系,满足其高层次需求。但这方面也同时制约现行家庭医生服务质量,在今后一段时间内亟需顶层设计赋能签约。基层医疗卫生机构转型服务中理念的更迭,围绕居民健康需求,从原来的重服务数量、轻服务体验中解放出来,做到有形医疗服务和无形的软服务结合,达到功能性满足、即时性体验升华、个性化满足,解决实际健康的问题。

一、家庭医生签约服务包设计要素

(一) 服务对象

明确服务对象,包括所有居民,优先考虑特定的人群,如老年人、儿童、孕产妇、慢性病患者等。

(二) 服务内容

根据居民的需求和健康状况,制定个性化的服务内容,包括基本医疗服务、公共卫生服务、健康管理服务等。

(三) 服务频次

根据服务的性质和居民的健康需求,确定服务的频次,如上门服务、定期随访的频次,或为了管理成效约定不定期的服务。

(四) 服务方式

确定服务的方式,包括线上和线下,以及两者相结合的服务方式,如门诊、电话咨询、家庭访视等。

(五) 服务质量保证

建立服务质量保证机制,包括服务流程的规范、服务质量的评估和改进等。

(六) 服务费用

确定服务的费用,包括政府补贴、个人承担等部分,以及费用支付方式。

(七) 服务协议

制定详细的服务协议,明确服务的内容、频次、方式、质量保证、费用和期限等要素,确保签约双方的权益。

(八) 服务期限

确定服务的期限,可以根据居民的需求和服务包的内容设定固定或不固定的期限及续约的方式。鼓励个性化设置服务的期限,满足居民的个性化需求。

(九) 数据采集与分析

建立数据采集与分析系统,对签约居民的健康状况、服务需求和满意度等进行监测和分析,为服务包的改进和优化提供依据。但目前信息化对家庭医生签约服务的支撑力度不够,还不能从以往服务数据中统计分析出居民的健康需求变化趋势、人群支付意愿等特征。

(十) 评估和反馈

当完成一个完整的服务周期后,及时和居民就服务包提供的服务执行情况进行一对一的评估,查漏补缺,发现服务中存在的问题,同时做好未来服务包升级的需求分析,与居民进行互动,推动续约服务提质。在评估的过程中,注重居民的预期服务和实际服务之间的差距分析,做出必要的、基于实际的服务承诺,杜绝许诺不切实际的服务效果和技术。

(十一) 培训与支持

为家庭医生和相关工作人员提供培训和支持,特别是与居民的沟通能力的培训,在提高服务能力和专业水平的同时,起到事半功倍的效果。

(十二) 宣传与推广

政府和医疗卫生机构及相关单位,加强多途径的宣传和推广家庭医生签约服务工作,提高居民对签约服务的认知度和接受度。

这些要素是家庭医生签约服务包设计的核心内容,需要在制定服务包时进行充分考虑和科学安排,以确保服务的有效性和可持续性。

二、家庭医生签约服务包设计原则

(一) 以居民的健康需求为导向

服务包的内容应满足居民的基本医疗和健康需求,同时也要考虑居民的个性化健康需求。

(二) 以医疗卫生机构提供的服务能力为基础

设计服务包时要考虑到基层医疗卫生机构医护团队的服务能力,以确保服务的可及性和质量。当然根据国家的政策指引,鼓励综合性医院(城市医疗集团牵头医院和二级医院或县域医共体牵头医院)的专家编入家庭医生团队,参与基层的医防融合服务,后续的家庭医生团队服务能力方面将逐步得到释放。

(三) 服务费用的可及性及公益性

服务包的设计应考虑到居民的经济承受能力,避免因服务费用过高而影响居民的签约意愿,更多时候服务包设计体现了机构的让利和居民获益特征,确保服务的公平可及。同时,鼓励建立个性化签约服务费用与医保支出的结构化精算模型,测算并设计出既能减轻居民自付费用额度又能降低医保费用支出超额部分的服务包。当然,作为带有公益性的服务,政府应加大对家庭医生签约服务的投入,例如浙江等省市设立了家庭医生签约服务专项经费,激励开展签约服务工作。

(四) 普适性与个性化相结合

服务包提供的服务内容应具有普适性，满足大多数居民的需求。同时，也要考虑到不同居民的个性化需求，提供个性化的服务。

(五) 循序渐进，重点人群优先

家庭医生签约服务包设计时，应优先覆盖重点人群，如老年人、儿童、孕产妇和慢性病患者等，然后再逐步扩大到普通人群。

(六) 医防融合，健康管理为导向

以健康管理、综合服务为导向，提高医疗卫生服务能力，促进医疗和预防的有效融合。通过签约服务，使居民能够享有方便、快捷、有效、安全的医疗卫生服务。

(七) 充分告知，自愿签约

在签约过程中，应充分告知居民签约服务的内容、目的和惠民政策，尊重居民的自主选择权。

当然在服务包设计时，还要考虑新颖性（差异化），即满足客户从未感受和体验过的全新需求；同时充分考虑服务的定位，满足细分群体的特定需求来创造价值。

第三节 服务营销理念助力家庭医生签约意愿和满意度

一、服务营销理念

家庭医生签约服务本质是全科医生团队提供的医疗卫生相关服务的组合。服务遵循相关理论，例如服务营销学，研究如何有效地开发、组织、推广和管理服务。通过研究和探索服务需求及影响因素，为业务提供了一些营销和管理策略，并依据不同技术和流程以持续改进和提高服务质量。聚焦服务质量和客户满意度，开发更加有效的服务。同时，密切配合运营和管理，不断求新求变，善用管理经验，以实现服务改善和社会效益最大化。服务营销理念包括市场导向、顾客满意、质量至上和持续改进等核心观念。利用好服务营销的理念，可促进签约服务数量和质量。

(一) 需求调研

首先需要了解目标人群的需求和特点，包括居民的健康状况、需求偏好、消费习惯等。通过流行病学和社会学调研及社区诊断分析，更好地制定营销策略和宣传方案。

(二) 定位服务品牌

明确服务品牌的定位，突出家庭医生签约服务的优势和特色。可以通过塑造品牌形象、强调服务理念和口碑传播等方式实现。

（三）宣传教育

加强宣传教育工作，提高居民对家庭医生签约服务团队及服务内容的认知度和信任度。可以通过各种渠道传播家庭医生签约服务的优势和价值。

（四）个性化服务定制

根据居民的需求和健康状况，提供个性化的服务定制方案，满足不同居民的需求。这可以提高居民的满意度和忠诚度。

（五）建立医患关系管理机制

建立完善的医患关系管理机制，及时了解居民的需求和反馈，提供优质的售后服务和支持。通过与居民建立良好的互动关系，提高居民的满意度和忠诚度。

（六）激励措施

制定合理的激励措施，鼓励居民签约并长期使用服务。这可以包括经济补贴、积分奖励、免费体检等福利措施。

（七）跨部门合作与资源整合

加强跨部门合作与资源整合，提高服务效率和质量。这可以包括与医保、公共卫生、社区等部门建立合作关系，共同推动家庭医生签约服务的普及和发展。

（八）数据监测与反馈

建立数据监测与反馈系统，对服务效果进行实时监测和分析，及时调整和优化服务方案。同时，通过数据反馈，了解居民的需求和满意度，为营销策略的调整提供依据。

通过以上策略的应用，家庭医生签约服务可以更好地满足居民的需求，提高签约意愿，充分利用满意度调查，从"不满意"和"满意"之间分析出问题及改进措施，推动基层医疗卫生服务的发展。

二、家庭医生签约服务包的推广中常见的营销手段

（一）宣传推广

通过各种渠道和媒体进行宣传推广，包括宣传册、海报、微信公众号、网站等，向居民传递家庭医生签约服务的优势和价值。

（二）活动策划

通过组织各类活动或节日庆典等形式来吸引居民，例如健康讲座、义诊活动、健康操等，让居民更加了解和信任家庭医生签约服务。

（三）优惠活动

制定优惠政策或活动，吸引居民签约，例如首诊免费、打折、限量、签约赠送礼品等。

（四）合作推广

与其他机构或企业合作推广，例如与社区居委会合作开展宣传活动、与保险公司合作推出保险产品等，扩大服务覆盖面。

（五）口碑营销

通过提供优质的服务和技术，让居民成为忠实用户，并利用口碑传播的方式来吸引更多居民签约。

（六）数据营销

通过收集和分析用户数据，了解用户需求和行为习惯，为服务包优化提供依据，并制定更精准的营销策略。

（七）社交媒体营销

利用抖音、微信、微博等具有社交属性的平台，与用户进行互动，提高用户参与度和黏性。

这些营销手段可以根据实际情况选择使用，也可以结合使用多种手段来达到更好的推广效果。同时，需要注意营销策略的针对性和有效性，避免过度营销和资源浪费。

从以上对于家庭医生签约服务包的设计及推广手段，不难看出营销学的核心内容，即满足消费者需求，并建立、维护良好的客户关系。

一是消费者导向：市场营销着重关注消费者需求和偏好，以消费者为中心进行产品定位、品牌建设和推广等活动。通过深入了解目标市场和消费者行为，可以提供真正满足消费者需求的产品或服务，从而赢得他们的支持和忠诚。

二是价值创造：市场营销通过提供有价值的产品或服务，帮助消费者解决问题、满足需求，并提供独特的用户体验。通过持续的创新和不断提升产品或服务的品质，企业能够提供更高的价值，吸引消费者并赢得竞争优势。

三是品牌管理：市场营销强调品牌的建设和管理，通过塑造品牌形象、传递价值主张，建立消费者对品牌的认知与信任。一个强大的品牌能够在激烈的市场竞争中脱颖而出，吸引消费者选择和支持。

四是客户关系管理：市场营销注重建立良好的客户关系，通过积极的沟通、个性化的服务和实时的反馈机制，与客户保持互动与联系。良好的客户关系能够增加客户满意度、提升忠诚度，并促进口碑传播和重复购买。

五是数据驱动决策：市场营销借助科技和数据分析等工具，收集、分析大量的市场数据和消费者行为，以支持决策制定。数据可以提供洞察力，帮助企业了解市场趋势、优化营销策略，从而更精准地满足消费者需求。

以上五个核心内容，如果适度合理利用在我们所开展的家庭医生签约服务中，将会带来服务效能提升，进而提高满意度和获得感。

第四节 案例分析

一、加拿大苏第斯医院

在医疗领域中，加拿大多伦多苏第斯医院的成功经验可以说明服务营销要素的应用和取得的成效是怎样有助于实现服务提升。苏第斯医院是一家私人医院，因疝气治疗的高成功率而闻名。在该医院治疗后的病人的复发率是竞争者的1/12，足以证明其医疗服务水平和技术成就。

该医院最突出的特征是整个治疗过程中各环节病人都积极参与。例如，病人在手术前自己刮脸，从手术台走到休息区，鼓励病人在手术的当晚与新来的病人讨论治疗经历以减轻他们手术前的恐惧感。

当然这离不开医院独特设计的设施、选址和服务的理念。

刻意设计的设施，可以鼓励病人锻炼，以便尽快在四天内恢复，这大约是在传统的医院中所需时间的一半。医院的房间反而设计的不舒适，病人必须走到大厅、洗澡间和餐厅，医院的庭院加以美化以便于散步，楼内铺了地毯并进行了装饰，避免人们产生任何与医院有关的"联想"。

医院坐落在城市的社区，能够利用社区预约登记等途径，方便患者的就医。

医院的医生遵循标准统一的苏第斯疝气治疗法，同时手术安排的灵活性允许苏第斯可以像经营一家客满的饭店一样运作，病人可以被按批安排可能的手术时间。因此，医院的服务得到最大限度的运用。医院还可以提供许多辅助性服务，包括清洁服务和餐饮服务。

所有员工都经过培训，帮助劝说病人并鼓励他们快速复原。通过让病人与员工共同进餐，培育出一种家庭氛围浓郁的服务文化。此外，病人遇到困难时可以求助于他的医生，在苏第斯的经历更像一次短期度假而不是住院，增强了感知质量。

通过邮寄问卷的方式了解患者情况，并且只接受手术预约。因此，病人需求的时机和数量等能得到有效控制，非预约病人或等候名单中的当地居民可以填补因取消预约而产生的空缺。这样保证了医院的手术能力的高效释放。

苏第斯医院服务的另外一个独到之处是每年的病友聚会，这使医院和病人之间能够保持联系。通过保存病人的资料，苏第斯建立起牢固的医患基础，他们构成了有效的口头宣传媒介。通过每年提供免费检查，苏第斯建立了规范的服务程序和独特的数据库。

苏第斯医院的经验可以总结为以患者为中心的服务理念，从软硬件建设、员工的服务及服务流程，到后续的随访评估，在保证服务质量的前提下，体现出个性化和差异化的服务。其优势就在于与众不同（差异化），患者深度参与，只接受线上预约，患者体验感、好的手术质量预期，以及患者回访和聚会，都助力建立口碑。这些或许给正在提供个性化签约服务的机构，在设计服务包、签约后的履约方面带来一定的启示。

二、国内个性化家庭医生签约项目服务包案例

表3-1和表3-2为个性化家庭医生签约项目服务包案例。

表3-1 个性化家庭医生签约项目服务包案例——
江苏省泰州市姜堰区张甸镇中心卫生院运动干预点单式服务包

签约项目	签约周期	适宜对象	收费编码及标准	运动干预点单式签约服务包内容		说明
运动干预点单式服务包—B型	一年	辖区居民	编码：160000003-8 标准：480元	体适能测试	运动心肺功能检查2次；平板运动试验2次；计算机图文报告1份	运动心肺功能检查1次260元，根据现行医疗服务价格标准的80%应收费208元，现辖区内签约服务对象优惠价格为60元
				器械运动指导	跑步机3次/周,30分钟/次或功率车3次/周,30分钟/次或椭圆机3次/周,30分钟/次或哑铃5次/周,30分钟/次或沙袋5次/周,30分钟/次等(所有器械均可在指导下使用,具体根据运动开展)	运动疗法30元/次,医疗服务价格标准的80%应收费288元/月,现辖区内优惠价为70元/月×6月=420元。免费赠送6个月
				徒手运动指导	有氧运动指导或抗阻运动指导	赠送
				课程	每月1次(健康知识、运动、营养指导等课程)	赠送
				中医传统保健疗法	坚持打卡达30赠送1次(拔罐、刮痧、推拿任选1项)	赠送
				体脂成分测定	52元/次×2次	赠送

服务包要点：运动干预的差异化定位,居民的连续参与体验,医护人员的指导共同关注健康,参与前后的运动能力和体脂等指标变化的比较。

表 3-2　个性化家庭医生签约服务包案例——
南京市栖霞区迈皋桥社区卫生服务中心 28 天控糖"1+1"服务包

项目类别		收费名称
必选	自费项目	健康管理个性化特色服务 399 元
	免费项目（二选一）	□ 1 年血糖仪质控及监测指导服务　　□ 1 周运动体验
点单医保项目	血液/尿液检查	收费项目 □ 血糖监测 10 次 58 元　　　　　　□ 糖化血红蛋白 60 元 □ 动态血糖监测 650 元（探头自费） □ 肝功五项 24 元　　　　　　　　　□ 肾功能三项 25 元 □ 血脂四项 25 元　　　　　　　　　□ 尿微量白蛋白 24 元
	并发症筛查	收费项目 □ 眼底筛查 69 元（其中视网膜病变诊断 34 元自费） □ 动脉硬化检测 106 元　　□ 骨密度 55 元　　□ 肺功能 65 元 □ ABI 足筛 135 元　　　　　□ 震动感觉阈值检测 41 元 □ 动态心电图 192 元　　　　□ 24 小时动态血压 144 元 □ 心脏超声检查 280 元　　　□ 颈动脉血管超声检查 145 元
	体医融合	体医融合收费项目 □ 远程健康检测（居家运动）198 元 □ 运动干预（运动治疗室）397 元 □ 运动疗法 16 元　　　　　　　　　□ 有氧运动 26 元 □ 运动心肺功能检查 260 元　　　　　□ 动态平衡运动控制评定及训练 80 元 体医融合免费项目 □ 全身脂肪分布监测 52 元　　　　　□ 运动医学营养评估 23 元 □ 签约体检 270 元　　　　　　　　　□ 双下肢肌肉分布检测 13 元 □ 运动心电图 36 元　　　　　　　　□ 平衡功能训练 7.8 元 合计：401.8 元
点单自费项目	中医保健	□ 药枕（鼻炎/安神）300 元 □ 穴位贴敷 12 元（感冒贴、咽痛贴、咳嗽贴、腹泻贴） 足浴包： □ 健脾足浴包 30 元　　　　　　　　□ 化痰足浴包 20 元 □ 积食（1、2）足浴包 20 元　　　　□ 足开裂足浴包 20 元 □ 感冒 1 足浴包 30 元　　　　　　　□ 感冒 3 足浴包 30 元 □ 咳 1 足浴包 35 元　　　　　　　　□ 咳 2 足浴包 30 元 □ 湿疹足浴包 35 元　　□ 甲状腺结节足浴包　　□ 怕冷足浴包 20 元

服务包要点：个性化的点单式选择服务，人群定位明确，设立合理预期目标的服务价值，参与式服务体验。

注：表 3-1 和表 3-2 所示价格均为示例，不作为各地服务包定价依据。

第四章

供需视角下江苏省家庭医生签约服务政策执行

本章主要对家庭医生制度在江苏省的实施现状进行分析，通过研究江苏省家庭医生政策的整体推进过程，总结家庭医生签约服务政策供给成效及其困境，以期为持续推进家庭医生签约服务高质量发展提供相应启示。

第一节 江苏省家庭医生签约服务政策推进历程

江苏省家庭医生签约服务的推进主要经历了试点探索阶段、全面实施阶段以及高质量发展阶段。从家庭医生概念的引入到家庭医生签约服务在社区遍地开花，从加强基层医疗卫生服务体系建设到社区卫生服务高质量发展，江苏省家庭医生签约服务在经历三个阶段的发展变化后，积累了大量经验，取得了丰富的实践成果，对我国落实分级诊疗制度、建立合理就医秩序和完善基本医疗卫生服务起到了积极的推动作用。

一、试点探索阶段（2011—2015 年）

随着深化医药卫生体制改革的推进，我国城市和农村区域医疗卫生资源配置不合理而导致发展失衡及基本公共卫生相关工作薄弱等问题凸显。2011 年之前，我国已开始注重建立健全社区卫生服务体系，重视发展基本医疗服务和农村初级卫生保健，这为试点地区开展探索工作奠定了物质基础。在基层医疗卫生服务取得阶段性成效之后，又提出建立城市社区卫生服务机构。随后，上海长宁区进行深化社区卫生服务改革试点，我国关于家庭医生的理念和实践开始出现。到 2011 年，上海在长宁、闵行等 10 个区率先启动了家庭医生制度试点，这预示着家庭医生签约服务制度正式在我国落地开花。

基于上述实践，江苏省开启了对家庭医生签约服务的探索工作。2011 年 12 月，江苏省卫生厅发布了《关于建立家庭医生制度的指导意见（征求意见稿）》，要求到 2015 年，江苏全省初步建立家庭医生与居民之间相对稳定的签约服务关系、首诊在社区的家庭医生制度，基本实现"户户有家庭医生，人人享有签约服务"的目标。2012 年 1 月，江苏省卫生厅发布《关于建立家庭医生制度的指导意见》（苏卫社妇〔2012〕2 号），开始推行建立家庭医生签约服务模式，探索在全省 35% 的社区卫生服务中心建立家庭医生制度，计划在 2015 年将城市家庭医生签约服务覆盖全省。随后，针对农村地区，江苏省也着手建立乡村医生签约制度，为后续全面推广打下了坚实基础。进入 2015 年，江苏省卫生计生委出台了《关于大力实施"三个一"工程的意见》（苏卫综合〔2015〕18 号），提出了更为具体和长远的目标：到 2020 年，确保每个家庭都能拥有一名家庭医生，每位居民都能拥有一份动态更新的电子健康档案，并持有一张功能完善的居民健康卡。

二、全面实施阶段（2016—2020 年）

随着国家有关家庭医生制度及其配套政策的明确提出，江苏省进一步完善了家庭医生规范化培养方案、培养渠道、职业方式、激励方式以及保障机制等一系列措施。从签约人群来看，家庭医生政策从主要覆盖特殊人群到逐渐覆盖所有居民。在政策落实方面，提出到 2020 年，须达到每个家庭拥有一名家庭医生，每个居民拥有一份动态更新的电子健康档案和一张服务功能完善的居民健康卡的目标。随着 2016 年全国家庭医生政策的全面推广实施，同年，江苏省医改领导小组等七部门联合制定《关于深入推进家庭医生签约服务的实施意见》（苏医改办发〔2016〕28 号），要求深入推进家庭医生签约服务。2016 年 12 月，江苏省卫生计生委发布《关于开展基层转诊预约服务进一步推进分级诊疗工作的通知》（苏卫医政〔2016〕53 号），提出依托省级转诊预约通道，要求城市大医院将不低于 20% 的专家号源留给基层医疗卫生机构和签约家庭医生使用，逐步赋予家庭医生充足可调配的卫生资源。为了规范收费行为，维护签约双方权益，2017 年 10 月，江苏省物价局、省卫生计生委、省人力资源社会保障厅等三部门出台了规范家庭医生签约服务收费政策。根据文件规定，江苏省把家庭医生签约服务项目分为基本公共卫生服务包、健康管理综合服务包和个性化签约服务包三类。值得一提的是，江苏省于 2017 年底自主研发了《江苏省家庭医生签约服务项目库》，针对重点人群的 800 多项健康服务需求，创新性地推出了"点单式"签约模式，赋予城乡居民更多的选择权，使得签约服务更加精准高效。到 2018 年，家庭医生签约服务的工作重心及考核重点从提升签约率转向提升签约服务质量，主要将基层首诊签约作为家庭医生签约服务的主体形式，以此促进签约服务与基层首诊目标有效对接。同年 10 月，江苏省卫生健康委办公厅出台了《关于印发江苏省家庭医生签约服务绩效考核工作方案的通知》，通知规定建立服务质量绩效考核工作机制，部署各地对辖区年度家庭医生签约服务质量专项督查。

三、高质量发展阶段（2020 年至今）

在高质量发展的新时代背景下，家庭医生签约服务的可行性显著提升，可实施的工作日益丰富，其与基本公共卫生服务、医养结合以及中医药工作之间的联系越发紧密。围绕基层医疗卫生服务体系，家庭医生提供多种形式的分级诊疗服务，其重要性在新冠病毒感染疫情防控期间尤为凸显。2020 年，《关于深入推进医养结合发展的若干措施》（苏卫老健〔2020〕6 号）发布，旨在鼓励家庭医生签约服务团队在为签约老年人提供基础医疗和公共卫生服务的同时，拓展服务范围，提供个性化服务。随后，2021 年的《关于加强家庭医生签约服务绩效考核工作的通知》，从组织管理、服务数量、服务质量、服务效果及创新五个维度全面评估签约服务工作，确保服务质量与效果并重。到 2022 年，江苏省卫生健康委、省中医药管理局发布《关于印发〈江苏省家庭医生签约中医诊疗服务项目库（2022 版）〉的通知》，《通知》提出分类梳理出肺病科、脾胃科、脑病科、心血管内科等 13 类 60 项适合基层开展的家庭医生签约中医诊疗服务项目，以此满足群众对中医药服务的诊疗需求，进一步推进家庭医生签约中医药服务工作。

为了进一步完成家庭医生提质增效的工作目标，2022 年 9 月，江苏省发布《关于深入推进家庭医生签约服务高质量发展的实施意见》(苏卫基层〔2022〕9号),提出基层医疗机构应优先分配内部绩效工资给提供签约服务的家庭医生等人员。合理设定家庭医生签约服务费的结算标准,确保至少70%的费用用于奖励参与签约服务的医务人员。同时,强化督查与考核,通过信息化手段和居民反馈,重点评估签约覆盖率、基层首诊率及续签率等关键指标。2023年6月,江苏省十四届人大常委会第三次会议表决通过了《江苏省基层卫生条例》(以下简称《条例》),《条例》于当年9月1日起施行。《条例》明确表示,推进以全科医生为主体的家庭医生签约服务制度,引导二级以上医院全科医生作为家庭医生或者加入家庭医生服务团队。随着家庭医生制度持续深化推广,其服务团队规模亦稳步增长。然而,由于基层全科医生工资水平偏低,基层卫生机构留不住全科医生,从一定程度上制约了家庭医生签约服务的推进。为了解决这一现实难题,2023年10月,江苏省委办公厅、省政府办公厅印发《关于进一步深化改革促进乡村医疗卫生体系健康发展的实施意见》,通知指出提升基层全科医生工资水平,使其与当地县级公立医院同等条件临床医师的工资水平相衔接。原则上将不低于70%的签约服务费用于参与家庭医生签约服务且考核合格的医务人员薪酬分配(见表4-1)。

表4-1 江苏省家庭医生政策主要措施

年份	名称	主要措施
2012年	《关于建立家庭医生制度的指导意见》(苏卫社妇〔2012〕2号)	加强家庭医生队伍建设,明确家庭医生工作任务,规范家庭医生服务内容,完善家庭医生服务管理,健全家庭医生签约服务工作制度
2013年	《关于开展乡村医生签约服务试点的实施意见》(苏卫农卫〔2013〕14号)	明确签约主体、服务对象和签约流程,明确基本医疗服务、基本公共卫生服务和健康综合服务的服务内容,制定相应措施以规范签约服务收费管理、加大乡村医生业务培训力度等
2014年	《关于规范管理深入推进乡村医生签约服务试点工作的通知》(苏卫农卫〔2014〕15号)	再次明确服务内容、服务主体,强调服务协议的规范,明确了乡村两级卫生机构基本公共卫生服务项目职责分工,制定了更为具体的筹资和服务包收费规范
2015年	《关于大力实施"三个一"工程的意见》(苏卫综合〔2015〕18号)	到2020年,实现每个家庭拥有一名合格的家庭医生,每个居民拥有一份动态管理的电子健康档案和一张服务功能完善的居民健康卡的目标
2016年	《关于深入推进家庭医生签约服务的实施意见》(苏医改办发〔2016〕28号)	要求明确签约服务主体,加强团队建设,完善签约手续,规范服务收费,强调通过加大医保倾斜、扩大用药范围、强化信息支持等手段增强签约服务吸引力
2016年	《关于开展基层转诊预约服务进一步推进分级诊疗工作的通知》(苏卫医政〔2016〕53号)	依托省级转诊预约通道,要求城市大医院将不低于20%的专家号源留给基层医疗卫生机构和签约家庭医生使用,逐步赋予家庭医生充足可调配的卫生资源

续表

年份	名称	主要措施
2017年	《关于家庭医生签约服务收费有关问题的通知》（苏价医〔2017〕187号）	不仅从供方明确界定了三类签约服务包的内容及其收费标准，还从需方规定了居民付费方式，规范了相应的收费制度
2018年	《关于做好2018年家庭医生签约服务工作的通知》（苏卫办基层〔2018〕13号）	明确2018年家庭医生签约服务工作重点转向提质增效，主要将基层首诊式签约作为家庭医生签约服务的主体形式，此外还将推广家庭医生签约服务项目库，实现城乡居民自主"点单式"签约
2020年	《关于建立完善老年健康服务体系的实施意见》（苏卫老健〔2020〕3号）	以老年人为重点，扎实推进家庭医生签约服务，开展预约上门和家庭病床服务试点，积极拓展老年人签约服务范围，满足老年人多样化服务需求
2020年	《关于深入推进医养结合发展的若干措施》（苏卫老健〔2020〕6号）	支持家庭医生签约服务团队在为签约老年人提供基本医疗、公共卫生等基础性签约服务的基础上，扩大服务内容，提供个性化服务
2021年	《关于加强家庭医生签约服务绩效考核工作的通知》（苏卫基层便函〔2021〕10号）	从签约服务的组织管理、服务数量、服务质量、服务效果和创新五个维度，全方位评价签约服务工作质量和效果
2022年	《关于印发〈江苏省家庭医生签约中医诊疗服务项目库（2022版）〉的通知》	分类梳理出肺病科、脾胃科、脑病科等13类适合基层开展的家庭医生签约中医诊疗服务项目，进一步推进家庭医生签约中医药服务工作
2022年	《关于深入推进家庭医生签约服务高质量发展的实施意见》（苏卫基层〔2022〕9号）	合理测算家庭医生签约服务费结算标准，原则上将不低于70%的签约服务费用于参与签约服务人员的薪酬分配。加强督查考核，要求利用信息化手段和居民回访等方式，重点考核签约覆盖率、基层首诊签约率、续签率等评价指标
2023年	《江苏省基层卫生条例（2023）》	引导二级以上医院全科医生作为家庭医生或者加入家庭医生服务团队，在基层医疗卫生机构提供签约、诊疗等服务

第二节 家庭医生签约服务政策供给成效

一、家庭医生签约率情况

通过历年江苏省的家庭医生签约服务报表数据分析，历年来江苏省家庭医生一般人群签约率在40%左右，而重点人群签约率为60%以上。总体上，2017年—2022年期间，签约人数持续增加，签约率总体呈上升态势，这说明江苏省家庭医生签约服务自2012年推行以来，取得了明显的成效。然而，值得注意的是，2018年和2019年重点人群家庭医生签约率略微下降。分析认为，2018年以来，家庭医生签约服务由过去的全覆盖目标转向以重点人群为目标，同时注重家庭医生签约服务高质量发展，这在一定程度上影响了江苏省家庭医生签约服务率。

二、家庭医生团队建设现况

截至2022年末，江苏省共组建1.46万个家庭医生团队，家庭医生6.38万人，其中包括全科医生2.56万人、专科医生1.25万人，并吸纳二级以上医院和社会办医机构医生0.93万人。此外，有42.7%的基层机构开设了上级医院的专家工作室。在服务主体方面，基本以团队为单位与居民签约，城市主要由社区卫生服务中心全科医生、社区护士、中医师、康复医师等联合组成家庭医生服务团队，而乡镇（中心）卫生院则由临床、公卫、护理等医务人员以及乡村医生共同组成健康管理服务团队。例如，南京市部分地区的家庭医生团队由社区卫生服务机构的全科医生以及大医院的专家组成，签约患者可以提前两周优先预约到平时很难预约到的大医院专家号。镇江市则标准化配置了"3+X"家庭医生健康责任团队，即由社区卫生服务机构的全科医生、社区护士、预防保健人员3种固定人员搭配其他如大医院专家、护士、党团员和志愿者等人员组成。常州市以"2+3"模式做实家庭医生签约服务，即以三级医院专科医生和社区全科团队的家庭医生为主，辅以健康管理师、公共营养师、心理咨询师共同开展家庭医生签约服务（见表4-2）。

表4-2 江苏省部分地区家庭医生团队建设

名称	地区	服务主体组成	服务内容
"全加专"家庭医生团队	南京市	由社区卫生服务机构全科医生和大医院专家组成	居民通过与家庭医生团队约定，享受基本医疗、基本公共服务和健康管理服务等
"3+X"家庭健康责任团队	镇江市	"3"由社区卫生服务机构的全科医生、护士、预防保健人员组成；"X"可能为大医院专家、护士、志愿者等	开展社区卫生调查，做好居民健康管理，规范管理慢性病人群，提供上门服务等
"2+3"家庭医生团队	常州市	"2"由三级医院专科医生和社区全科团队的家庭医生组成；"3"由健康管理师、公共营养师和心理咨询师组成	为签约居民提供包括基本公共卫生和基本医疗服务，为老年人、慢性病患者等提供个性化服务

三、基层医疗卫生机构诊疗人次数及就诊率情况

伴随着社区家庭医生签约服务制度的快速推进，基层社区医疗卫生机构的作用不断提升。据统计，2016年总诊疗人次中，基层医疗卫生机构29 116.30万人次（占52.73%）；2017年总诊疗人次中，基层医疗卫生机构31 337.99万人次（占52.37%）；2018年基层医疗卫生机构31 643.38万人次（占53.23%）；2019年总诊疗人次中，基层医疗卫生机构

32 002.23 万人次（占 51.85%）；2020 年总诊疗人次中，基层医疗卫生机构 28 197.02 万人次（占 52.72%）；2021 年总诊疗人次中，基层医疗卫生机构 30 214.37 万人次（占 53.03%）；2022 年总诊疗人次中，基层医疗卫生机构 28 636.97 万人次（占 51.01%）。从表 4-3 可以看出，2016 年—2019 年期间，基层医疗卫生机构诊疗人次数逐渐提升，这可能与 2016 年江苏省深入推进家庭医生制度有很大关联。然而，在 2019 年之后，基层医疗卫生机构诊疗人次数下降，主要的原因是疫情防控期间基层在药物供给和就医便捷度上的优势逐渐缺失，居民更倾向于去大医院就诊。由此可见，家庭医生签约服务的推进有利于缓解大中型医院的门、急诊压力，从而在一定程度上促进了分级诊疗体系的发展。

表 4-3　2016 年—2022 年基层医疗卫生机构诊疗人次数及其占比情况

年份	基层医疗卫生机构诊疗人次数（万人）	基层医疗卫生机构诊疗人次数占医疗卫生机构总诊疗人次数的比例（%）
2016 年	29 116.30	52.73
2017 年	31 337.99	52.37
2018 年	31 643.38	53.23
2019 年	32 002.23	51.85
2020 年	28 197.02	52.72
2021 年	30 214.37	53.03
2022 年	28 636.97	51.01

* 数据来源：作者整理

第三节　家庭医生签约服务政策执行困境

一、居民对家庭医生认知存在偏差

研究团队在对家庭医生签约服务需方成员访谈过程中得知，在已经签约家庭医生的居民中，普遍存在签约后"签而不约、签而少约"的现象，主要表现为签约时较随意、不严谨、不了解家庭医生签约服务的内容。同时随着健康需求和服务质量的不断提升，居民一旦患病，即习惯前往医院就诊，并没有第一时间向自己的家庭医生问诊，造成家庭医生签约服务未得到实际有效开展。

社区居民 A 直言不讳：国家现在一直在提倡家庭医生签约服务，可是我们老百姓只清楚有这么一个签约服务，但是不了解签约服务的内容，也不了解签约后续的一些服务，我们怎么能放心签约呢？

不难看出，居民对家庭医生签约服务不了解是制约其执行效果的一个主要因素。此外，也有现象指出：多数居民一旦患病便习惯去三级医院就诊，而多数常见病、慢性病在村卫生室、乡镇卫生院、社区卫生服务中心等基层医疗机构是能得到有效治疗的，没必要去大医院就诊，这造成医疗资源浪费、加剧了居民疾病经济负担。

社区基层卫生人员B如是说：比起我们基层医疗机构，居民还是更愿意去大医院就诊，他们更放心大医院的诊疗水平，我想这也是导致部分居民不愿意签约的原因之一吧。作为管理人员我可以理解，毕竟我们现在的医疗设备肯定和大医院没法比，而且财政方面不太富裕，希望财政能够给我们一定资金支持，我们也特别希望能够为社区周边居民提供更好的服务。

因此，基层医疗卫生机构需要通过加强宣传、情景式引导居民主动签约家庭医生服务，引导居民不断提高自身健康管理意识，积极参加签约服务，增强主动履约意识、增加履约频次，进一步推进家庭医生签约服务高质量发展。

二、家庭医生团队人才缺口较大

按照每万名居民至少应配备2~3名家庭医生的国际标准，截至2022年末，江苏省8 515万常住人口，理论上共需要25 545名家庭医生。目前，全省共组建1.46万个家庭医生团队，家庭医生6.38万人，数量上能够满足组建家庭医生服务团队的基本配备需求。但访谈得知，6.38万人的家庭医生成员多为兼职医务人员，其本身承担相应的基本医疗工作。因此，江苏省家庭医生人才队伍建设仍存在显著的瓶颈和短板。

社区负责人C指出：我觉得家庭医生人才这个问题得看长远，主要得要有新的血液，人都来不了，更不要说人才，当然人才问题也不仅仅是我们这一家面临的问题。没有人才如何为老百姓提供高质量的服务呢？而且由于医疗队伍建立是一个长周期的，需要经过三年规培，医务人员来了之后还需要经过很长时间的一段培训。此外，医生要经常出去学习和进修，这也进一步加剧了人才短缺现象。

在职业压力方面，多数被访谈的家庭医生成员认为当前工作压力较大，并不希望继续增加服务内容。

社区家庭医生D指出：就我们苏北地区来说，目前家庭医生的工作压力还是比较大的。我们希望档案管理有专人来做，基本公卫和基本医疗能够分别由专人负责，但人员明显不够。就现阶段来说，家庭医生签约作为政府考核的政策项目，直接与我们的绩效挂钩，因此我们不得不一遍又一遍地打电话请居民来签约，甚至我们还经常上门去为居民签约。

此外，多数家庭医生对目前家庭医生职业声誉、职业环境不甚满意，认为家庭医生职业生涯发展前景不容乐观，且职业成就感不高。

社区公卫科负责人E说：自豪感是什么？自豪感首先就是说要有归属感，第二个就是说要有幸福感，就是讲获得感。可是我们的幸福感体现在哪里呢？我们做公卫、做家庭医生签约，更多时候靠的是情怀，毕竟我们是公益性的医疗机构嘛。

不难看出，人才队伍缺失、职业压力大和获得感偏低是制约家庭医生签约服务执行的又一重要因素。

三、利益相关部门协同性不足

基层医疗卫生机构是开展家庭医生签约服务的主要场所，承担着大部分签约服务的任务。在推行家庭医生签约服务的过程中缺少各利益相关部门之间的协同合作，主要表现为当前家庭医生签约服务仅靠基层医疗卫生机构执行，其他部门参与度较低，协同程度不足。

社区家庭医生F指出：我们开展家庭医生签约相关服务时需要街道配合我们，这个很重要。比如我们去街道进行签约和宣传，部分居民不认识我们，不理解我们，甚至误把我们当作骗子。目前，我们从事家庭医生签约服务的仅有20人，但服务的人口达到1万多，因此我们特别需要街道、社区网格员的配合和支持，这可以拉近我们和居民之间的距离。

事实上无论是基层医疗卫生机构还是居委会，本身都有不定期对辖区居民宣传健康知识的责任，同时也有相应要求，规定居委会配合开展基本公共卫生服务。但在家庭医生签约服务过程中，政府仅对基层医疗卫生机构进行考核，而缺乏对居委会的考核，这无形中将签约任务全部交给了基层医疗机构，而居委会并没有相关考核压力。

社区负责人G指出：现在很多老年人对家庭医生签约服务包的内容是不了解的，我认为应该拓宽家庭医生的宣传渠道。就我们单位体检来说，体检主要通过微信公众号，但是每次我们体检的时候通知通过微信公众号都发出去了，然后我们会和社区街道联系，还会和电信合作进行人工呼叫。但是反馈效果很差，一般是拒绝或者不接听。所以，我们希望对于居民尤其是老年人，居委会等部门能够积极向其宣传基本公共卫生服务、家庭医生签约服务，通过协同配合相信签约率会比以往有新的突破。

当前，多数居委会工作人员对家庭医生签约服务重视程度不够，也没有专人负责管理，更缺乏与医疗机构的联动。各部门各自为战，医疗机构同其他部门未进行有效配合，这给家庭医生签约服务推进过程造成了一定困难。

四、沟通机制不够健全

家庭医生签约服务内容与基本公共卫生服务项目内容具有一定的类似性，当前部分社区提供了家庭医生签约服务内容，但由于沟通不到位、解释不充分，从而导致了签约居民接受服务后仍然不清楚自己已经接受了家庭医生签约服务，这制约了家庭医生签约服务的实际效果。

社区家庭医生 H 说：我认为现在家庭医生签约服务在沟通方面是存在一定问题的。比如说为重点人群开展健康体检，我们社区医院其实也为这些老年人提供了这项服务，但是老年人并不知道这项服务也是家庭医生服务里面的一项内容。实际上这个工作已经完成，我们也已经记录了，只是居民没有搞清楚。

此外，部分居民对家庭医生签约服务的内涵理解不充分，误解了我国家庭医生签约服务制度的内涵及其实践举措。

社区居民 I 说：家庭医生签约服务不就是应该到家庭上门服务嘛！我们这边不少人都是这样想的，但是我从没见过家庭医生上过门。

还有部分居民认为当前家庭医生提供的服务与自己预期存在较大差距。

社区医生 J 如是说：我们现在是尽可能把家庭医生签约服务这项工作做好，但是在接触一些老百姓之后，发现家庭医生签约服务和他们的实际医疗需求还存在一定差距，进而导致了居民签约医院和履约程度不高。

由此可知，居民对家庭医生签约服务内涵的认知不足、知晓程度不够、理解不充分也在一定程度上制约了家庭医生签约服务执行效果，因而有必要健全沟通机制，提升居民对家庭医生签约服务的认知和理解程度。

第四节 家庭医生签约服务政策执行困境的原因剖析

一、家庭医生政策宣传力度不均匀

家庭医生签约服务是一套整合性医疗卫生服务模式，提供预防、保健、医疗、康复和健康教育的一体化服务。这种服务基于医生与患者之间的平等自愿关系，通过契约形成基本医疗卫生服务体系。然而，政府在推广家庭医生签约政策时侧重于关注居民的健康需求，忽视了全科医生的期望和挑战，导致他们感到理想与现实有差距。同时，许多医学院校的毕业生对基层医疗机构的工作持观望态度，其认为编制有限且福利不如大医院，这一定程度上影响了基层医疗服务的人力资源供给。因此，为了确保家庭医生签约服务能够真正发挥作用，并吸引更多优秀的全科医生参与，政府在宣传和推广这一服务模式时需要更加平衡地考虑各方的需求，特别是要关注全科医生的现实需求，为他们提供更为有力的支持和保障。

二、家庭医生激励机制不健全

在家庭医生签约服务制度推行初期，其主要以免费的基本公共卫生服务为核心，依赖于政府的基本公共卫生经费支持。随着居民健康需求的日益多样化，该制度逐渐拓展了个性化家庭医生签约服务项目。然而，尽管服务范围得以拓宽，整体服务价格依然偏低，且尚未建立起一个科学完善的绩效考核体系。这一状况导致家庭医生的劳务报酬与实际工作投入之间存在脱节，从而使得他们的劳动价值未能得到充分体现，部分医生的职业认同感受到了冲击。同时，为了鼓励更多居民参与签约服务，部分地区采取了降低服务费用或者增加服务内容的策略，但相应的财政补偿机制并未跟上。这不仅增加了社区卫生机构的运营成本，而且加重了家庭医生的工作负担，进而影响了他们的工作热情。

三、部门之间政策制度存有矛盾

从长远来看，家庭医生签约服务的推广需要政府提供明确的政策支持。然而，在实践过程中出现了一些与现行政策相矛盾的问题，多部门协作也仅停留在文件层面，未能得到有效实施。一方面，慢性病患者的需求与基本药物制度存在冲突。由于基层医院与大医院的用药差异以及部分慢病药物未被纳入国家基本药物目录，慢病患者的长期随诊需求难以得到满足。另一方面，当前的医保政策与家庭医生签约服务中的分级诊疗理念存在矛盾。在相同的报销比例下，居民更愿意直接到三甲医院就诊，而不是选择社区首诊和健康管理。基层首诊不落地，更何谈社区与大医院之间的分级诊疗和上下联动。

四、签约服务制度的功能定位不明确

家庭医生签约服务制度在实施中存在功能定位模糊的问题，这影响了其有效运行和居民的满意度。具体而言，该服务体系未能明确其在基本医疗保障、健康管理及疾病预防等方面的角色，导致居民对服务内容和预期效果认识不清。同时，家庭医生与居民间缺乏深入沟通，使得服务难以满足个性化需求。此外，家庭医生签约服务制度与医疗保险支付制度的衔接方面有待进一步完善，目前江苏省签约服务的医保补偿主要支付给团队所在的基层医疗卫生机构，而并不直接支付给家庭医生团队，该情况会导致家庭医生在服务中缺乏对医保环节的重视，削弱了签约服务制度对医保控费的作用效应。

第五节 家庭医生签约居民履约行为及其影响因素

随着家庭医生签约服务的深入推进，江苏省签约率持续上升，然而签约居民的履约行为并不显著，突出表现为广签约和低履约现象。对此，从签约居民履约行为出发，探究居民履约行为的影响因素，以便为优质、高效的推进家庭医生签约服务提供参考。

一、签约居民履约行为分析

（一）量表开发

江苏省是我国较早实施家庭医生制度的地区之一，伴随经济社会发展和家庭医生制度的推进，签约居民人数不断增加。从签约居民履约行为出发，借鉴安德森卫生服务利用模型，通过文献研究、专家咨询等，结合签约居民的履约行为特征，在原有模型基础上初步设计相应的量表条目，形成签约居民履约行为分析量表（见表4-4）。

表4-4 签约居民履约行为分析量表

变量	维度	题项	得分				
主动履约	政策咨询	我总是主动询问家庭医生有关健康政策的问题	①	②	③	④	⑤
	健康沟通	我总是积极和家庭医生沟通自己的健康问题	①	②	③	④	⑤
	共同决策	我总是积极和家庭医生共同商量健康方面的问题	①	②	③	④	⑤
	基本医疗	我总是在就医后询问家庭医生有关合理用药的问题	①	②	③	④	⑤
	健康管理	我总是主动利用家庭医生提供的健康管理服务	①	②	③	④	⑤
	健康教育	我总是打电话向家庭医生咨询健康教育信息	①	②	③	④	⑤
	效果评价	我总是积极向家庭医生反馈健康服务效果	①	②	③	④	⑤
	可及性评价	我能够非常顺利地获取家庭医生服务	①	②	③	④	⑤
	态度评价	我认为家庭医生的服务态度是非常友好的	①	②	③	④	⑤
被动履约	基本医疗	家庭医生定期为我提供一般诊疗服务、血压、血糖检测等	①	②	③	④	⑤
	公共卫生	家庭医生定期为我提供健康体检服务	①	②	③	④	⑤
	健康管理	家庭医生定期为我提供健康管理的相关信息	①	②	③	④	⑤
	健康教育	家庭医生定期通过社交软件询问我的健康状况	①	②	③	④	⑤
	优先预约	家庭医生优先为我提供定期门诊预约、预防接种服务	①	②	③	④	⑤
	优先转诊	根据病情需求，家庭医生优先为我提供上级医院转诊服务	①	②	③	④	⑤
	出诊服务	家庭医生定期为我提供健康指导、家庭病床等服务	①	②	③	④	⑤
	长期处方	家庭医生经常指导我关于药品储存、合理用药等服务	①	②	③	④	⑤
	中医"治未病"	中医医师有时为我提供中医健康教育、健康评估服务	①	②	③	④	⑤

（二）签约居民履约行为测量

2021年，结合江苏省"点单式"家庭医生签约服务实践工作，基于随机等距原则抽取测量样本。选取了苏南（南京市秦淮区、镇江市润州区）、苏中（扬州市仪征市、泰州市海陵区）、苏北（徐州市泉山区、连云港市连云区）共6个市区作为样本地级市，在每个地级市选取 2 家社区作为样本。在每家社区选取 100 位常住居民，12 家社区共选取 1200 位居民作为研究对象。研究对象的选择标准为在该社区居住半年以上的常住居民，且在当地社区卫生服务中心或村卫生室签约家庭医生服务的居民。对选取的 12 家社区卫生服务中心签约居民进行编码，确定抽样间距以及抽样起点，进而运用"量表"对家庭医生签约居民履约行为进行测量。

（三）测量结果分析

1. 主动履约居民集中在老年群体

总体而言，在被测量的签约居民中，主动履约人数占比约 60%，被动履约人数占比约 40%。进一步分析可知，签约居民履约行为和年龄有很大关联。签约居民中老年人的履约行为较好，这可能与老年人就医特点有关，比如有足够的时间参与社区组织的健康教育等活动，相较于大医院老年人更倾向于就近选择社区卫生服务机构就诊。此外，国家基本公共卫生服务项目将老年人健康管理、慢性病管理作为重点内容，进一步改善了老年签约对象的履约行为。而中青年及其子女大多数为被动履约，表明中青年及其子女履约行为有待改进。与老年人的特点和选择相反，中青年患病率较低、与社区卫生服务机构的接触较少。同时，父母对子女的健康较为重视，加上社区卫生服务机构缺乏相应的儿童专科医务人员，子女一旦患病，父母偏好选择专科医院就诊，从而导致履约情况较差。对此，社区卫生服务机构可通过情景化宣传、提升基层卫生服务能力等方式，增进与辖区内签约居民的互动，提升中青年及其子女的签约服务覆盖率及利用率。根据年轻人健康需求和工作特征，发挥社区卫生服务主动服务功能，探索针对职业人群工作时间的签约服务和健康管理模式。

2. 服务内容偏好存在差异

通过访谈，居民主观感受反馈家庭医生签约服务项目的重要性程度，按重要性由高到低分别为慢性病管理、健康咨询、疾病治疗、家庭病床、预约专家号、用药指导、健康管理和免费健康体检。分析认为，由于人口老龄化程度的持续加剧，慢性病患病人数不断提升，医疗资源需求持续增加，加上城市综合医院始终处于"门庭若市"状态，因此多数社区居民倾向于在社区获取慢病药品和相应诊疗服务。此外，健康咨询也是签约居民需求较强的服务项目，分析认为居民签约家庭医生后，会优先考虑在基层家庭医生处寻求帮助，而一旦家庭医生能够给予合理建议和及时帮助，就能够促进居民信任基层、留在基层。因此，家庭医生团队需进一步聚焦基层居民的健康需求，创新家庭医生签约服务项目，并不断改善服务体验，增加签约居民的可及性和获得感。

3. 履约行为地域化差异明显

签约居民履约行为结果存在一定地域化差异，苏南地区的签约居民主动履约率占比较高，而苏北地区居民履约率则相对偏低。分析认为，苏南地区经济相对发达、基层医疗卫生机构服务能力较强，同时加上便利的交通和相对年轻化的人口年龄结构，使得居民的履约行为较好。而苏北地区经济、交通与苏南地区存在一定差距，留守老人规模较大，人口老龄化程度偏高，加剧了家庭医生签约服务工作压力，同时老年人因经济和就医习惯等原因影响了签约居民的履约行为。在国家大力推进家庭医生签约服务工作的过程中，地区差异会在一定程度上影响家庭医生签约服务动力、工作积极性和居民履约行为。因此，政府在积极推进家庭医生签约服务高质量发展过程中，应充分考虑区域差异，结合多类因素对家庭医生签约服务的影响，因地制宜制定家庭医生签约服务政策，并强化政策宣贯，提高居民对家庭医生签约的认知。

（四）家庭医生签约居民履约行为影响因素分析

1. 家庭医生制度因素

江苏省自2012年开始推广实施家庭医生制度，此后随着国家相关政策出台，家庭医生签约服务工作全面铺开，工作重心从提高家庭医生签约率到集中开展家庭医生履约服务、规范家庭医生签约履约行为、健全签约服务激励和保障机制。然而，整体而言，江苏省有关家庭医生签约服务的激励机制和补偿机制仍然缺乏，家庭医生签约服务质量有待提升。例如各地区为做实做细家庭医生签约服务工作，分别构建了不同形式的家庭医生服务团队，并设计了相应的签约服务包。然而由于家庭医生签约服务个性包的服务价格定价偏高，设计上的缺陷，加上与居民的服务沟通不到位，使得多数居民并没有选择签约，部分居民虽然签约且完成履约，但居民对服务包的实际感受度与期望值落差太大，导致续签率不高。

正如社区医生A说：我们单位个性包有初级包、中级包和高级包，居民可根据自身健康状况选择相应的服务包进行签约。目前，高级包里服务最多，价格大概是160元，实际价值大概为300元。但目前高级包签约费由居民全部自付，尽管有老百姓愿意签约，并且能够积极履约，但多数居民还是认为价格偏高，且不可用医保，这就影响了续签率。

为此，政府应进一步构建补偿机制，引导家庭医生团队根据居民健康状况及需求设计相应服务包，在引导居民积极履约的同时降低其签约服务费用。

此外，在政府大力推进家庭医生签约服务工作的过程中，仍然存在家庭医生数量不足、基层公卫人员工作压力过大等现实难题，进一步导致家庭医生服务动力缺失。

社区医生B说：我们社区总服务人口数为51 072人，工作人员不到100人。公共卫生专业人员更加不足，目前专职公卫人员仅4人，我们4个人要承担5万多居民的基本公共卫生服务项目的管理任务，压力太大了。

不可否认，家庭医生制度本身是好事，确定了服务方向，不断强化服务理念和实效，各地将家庭医生签约工作作为民生保障的措施之一，但各地方行政管理部门不能一味地追求家庭医生签约服务率的提升，注重指标结果而忽视服务质量，应加强关注家庭医生签约服务的薪酬保障和供需双方满意度。同时，政府制定的家庭医生签约服务政策需结合地区现实情况，充分考虑签约居民以及服务提供方的需求，因地制宜完善相应的配套政策。

2. 社会认知程度因素

在我国，家庭医生签约服务工作全面开展已接近10年，然而社会的知晓度和认可度还需要提升，家庭医生基层首诊的功能没有得到有效发挥，居民对家庭医生政策的疏于了解以及对基层医生技术的不信任造成了"签而不约"的现象。部分居民认为家庭医生就是"私人医生"，需要支付昂贵的费用雇佣其提供卫生医疗服务，因而对家庭医生政策也产生了认识误区。

社区居民C说：老实说，我不清楚家庭医生具体为我们提供哪些服务，但我觉得应该就是给我们配的"私人医生"吧。虽说现在这个签约服务一直在推广，但是我觉得我们社区的多数居民肯定是不愿意签这个，人家要是真的有什么要紧的毛病都直接跑到医院去了。

由于长期以来基层医疗卫生机构服务能力不强，导致了居民对基层医疗卫生机构的信任程度不足，甚至部分居民对基层医疗卫生机构的服务能力有所质疑，进而导致居民虽然签约了家庭医生，但却不愿意产生履约行为。

社区居民D认为：我一般很少到我们社区医院看病，平常有啥感冒的话就到小区附近药店开点药。我平常身体还挺好的，要是有什么大毛病就直接去市医院了。也不是说我们社区医生水平不行，主要是社区医疗设备不全，有些药品也没有，还有一些需求他们也满足不了。

尽管我国的家庭医生签约服务工作已经发展了10多年，多数慢性病群体对家庭医生签约服务有了一定程度的认知，但多数相对健康的老年人对家庭医生签约服务的认知程度还不够，这在一定程度上影响了家庭医生服务执行效率。

3. 居民健康意识因素

居民自己是健康的第一责任人，在对医务人员以及居民的访谈过程中得知，居民健康意识是影响签约居民履约的关键原因。

社区负责人E指出：家庭医生签约后居民的参与率还是不太高，主要还是与自身的健康意识有关。例如老年人健康体检项目，我们每年都会定期进行宣传和通知，但在此过程中，仍然面临多数居民不愿参加健康体检，部分居民认为自己很健康没必要参加体检，也有居民觉得我们的健康体检过于频繁、每年都体检同样的项目意义不大，还有居民认为参加健康体检会浪费时间。

虽然多数居民已经越来越重视身体健康，但"重医轻防"的根本性局面没有得到有效扭转，主动"防病"仍然任重道远。多数居民只有等到生病了才会咨询家庭医生，健康管理意识有待提高。而居民自身健康管理意识受到文化程度、经济承受能力等多重因素影响，研究发现越是文化程度高、经济承受能力强的居民，其所获得的健康信息量往往大于其他居民,也导致了城乡居民差异化对待自我健康管理的理解。

(五) 家庭医生签约服务居民履约行为激励策略

1. 政策层面

(1) 加大家庭医生政策宣传力度

在努力推进家庭医生签约服务工作的同时,加强宣传工作对于政策的执行至关重要。有效的宣传能够使执行者和居民更加清楚地认识到政策实践的必要性与重要性,从而逐步消除居民对政策的疑虑,并解决"签而不约"的问题。目前,家庭医生签约服务政策已经与老年人、残疾人、慢性病人等重点人群的基本公共卫生服务相结合,实现了较广泛的覆盖。然而,令人关注的是,很多接受过服务的重点人群对家庭医生的知晓率仍然不高。这可能与政策的宣贯力度不够,基层医疗卫生机构在服务过程中的健康教育水平不高、沟通能力不强有关。因此,需要从多个维度系统地宣传家庭医生签约服务政策,广覆盖,长效宣传,政府公信维护,不断扩大受众面,提高居民对家庭医生的知晓率。此外,还应拓展宣传渠道,充分利用新媒体、网络等新兴传播方式,吸引更多年轻人和健康群体关注和了解家庭医生签约服务,而不仅仅局限于老年人、慢性病人等特殊人群。通过从被动认识转变为主动合作,进一步提高签约率,逐步扭转"签而不约"的僵局。

(2) 建立有效的政策监督机制

在调查中发现,很多地方普遍存在着"只签不约"现象,签约居民主动履约率偏低,很多群众没有和家庭医生之间建立起有效的联系。因此,要建立完善的绩效评估制度,对家庭医生的服务质量与效率进行全面考核,把服务质量、效率、成本控制、履约情况等纳入考核指标体系之中,对家庭医生的劳动价值进行全面科学合理的评价。除此之外,还要建立行之有效的监督制度,保证考核过程真实有效。比如,可以利用居民的诊疗卡实施积分制,对家庭医生和群众同时进行积分奖励。另外,充分利用数字化等技术实现诊疗卡信息的智能管理,通过移动终端应用程序实现档案的随身带、监督和管理自己的医疗信息、了解家庭医生的服务项目是否得到有效落实。在对家庭医生进行绩效考核的过程中,可以结合积分情况、群众的满意度评分、签约评价情况等进行考核,考核结果和家庭医生的薪酬待遇及晋升等直接挂钩,充分调动家庭医生的积极主动性。

(3) 完善家庭医生签约服务的配套政策

家庭医生签约服务政策的实施,需要相关配套政策的支持。但目前家庭医生配套政策并不健全,各政策之间的衔接和补充不到位,亟须完善签约服务相应的配套政策。首先,应弥补法律法规保障空缺。医患矛盾是当今社会较为敏感的民生问题,为了减少医患纠纷,保障居民及家庭医生的相关权益,政府部门应尽快制定、完善相关法律制度。包括明确相关行为规范及各利益主体的权利和义务,建立医疗安全风险监控机制和医疗责任风险制度,保障家庭医生签约服务工作的开展。其次,健全绩效服务质量考核机制。家庭医生团队应当根据协议内容开展服务,切实履约,并定时上报工作进度表。医院应从签约数量、续约数量、履约情况、群众满意度等多个方面开展绩效考核，尤其应当重视签约服务工作的社会评价，及时公布考核结果。最后，完善各级部门沟通协调机制。各级政府及有关部门需加强沟通协调，形成政策合力，加大对家庭医生签约服务的政策倾斜，从而激发家庭医生签约服务的动力，提升签约居民的履约行为。此外，尽快完善我国的基本药物制度，扩充基层医疗卫生机构的基本药物目录，以便满足居民合理的用药需求。

2. 社会层面

（1）引导社会力量协同参与

积极建立以基层医疗卫生机构为主、二三级医疗机构专家下沉参与、向民营医疗机构拓展的家庭医生签约服务新模式，形成公平、自由、平等、合理的竞争环境。不断提高基本公共卫生服务水平，鼓励社会办医机构参与居民需求匹配的健康服务，引导社会资本参与公共服务的供给，形成有效的市场竞争机制，提升整体服务水平。积极组织志愿者、心理咨询师、健康管理师、营养师等社会各界专业技术力量纳入家庭医生服务团队。

（2）改善基层医疗卫生机构服务条件

良好的硬件设施和软件条件是实施家庭医生签约服务政策的必要条件，其中提高医疗设备配备水平和完善基本药物制度尤为关键。家庭医生签约服务效果的好坏，很大程度上取决于医疗设备的配备水平，因为许多疾病的诊断以及后续的治疗都需要相关设备的配合。因此，不断完善基层医疗卫生机构医疗设备的配置和更新换代，定期开展设备的质检，确保服务质量。重视信息化对家庭医生签约服务的支撑作用、检查设备的物联、随访服务数据的互联互通、对居民个体健康档案及服务结果的开放、确保签约居民及时追踪评估自己的健康状况，都促进签约服务提质增效。定期开展家庭医生的专业培训，不断更新医学知识结构，提升服务技能，从而提高诊疗效率。

（3）共建社会网络助力家庭医生签约服务

家庭医生签约服务是一项多元主体共同参与的复杂过程，不同主体均会对家庭医生签约服务效果产生重要影响。社会网络关系能够激励社区交往、改善人际关系，实现供需主体之间互动。在推行家庭医生签约服务工作时，可以针对老年人的家庭成员，尤其是与老年人同住的家属及其年轻子女进行健康教育及干预。例如针对老年人的特点，将老年大学、广场舞社团等社会团体和社会组织作为服务宣传工作的一大重点平台，充分发挥榜样激励的作用，通过社团带头人进行家庭医生签约服务的宣传，定期在社团活动中嵌入家庭医生义诊，缩短居民与家庭医生之间的距离感，由此激发签约居民的履约动力。整合社区志愿服务资源和驻地单位，组成具有强烈信任互助观念的社区网络，提高社区社会网络，从而形成良性循环。高度注重基层党组织的作用，村/居委会相关工作人员以自身或其家人的实际行动，带头履约，在社区定期开展活动，传播正确的家庭医生签约服务信息内容，促进签约居民能够主动履约。

（4）拓宽家庭医生签约服务筹资渠道

当前的医疗体系中，家庭医生签约服务作为一种创新的医疗服务模式，逐渐获得居民的认可。然而，随着服务的不断延伸和深化，既有的支付方式已难以满足日益增长的服务需求。因此，探索新的支付方式，以拓宽家庭医生签约服务的资金来源变得尤为重要。在现有的财政投入、居民付费和社会捐赠的基础上，优化资源配置、激发社会资本的参与热情、加强与商业保险公司的合作，以及借助互联网技术创新服务模式等都是有效路径。

3. 个体层面

（1）改变签约居民固有就医观念

受到传统就医观念的影响，大部分居民对家庭医生的认知存在偏差，家庭医生签约服务未能被大众广泛接受与信任。因此，在致力于做好家庭医生签约服务工作的同时，各级政府及服务提供方应努力改变居民对就医服务的传统认知。首先，需要明确家庭医生是由政府主导对辖区居民提供公共卫生及基本医疗服务的医务工作者，他们并不等同于私人医生或上门医生，并不为某个家庭所独有。其次，家庭医生与专科医生分属不同领域，同样具备专业的业务素质与业务能力，能够为群众提供及时、有效、连续、综合、全面的全科医学服务。与此同时，医疗机构应当大力宣传家庭医生签约服务的内容、收费标准及签约后的优惠项目，以减少信息不对称导致的医患纠纷，树立对家庭医生签约服务的正确认知。

（2）引领健康管理风尚

家庭医生所提供的服务是一种区别于以往常规医疗服务的新型服务，它侧重于健康管理、预防保健、康复指导等个性化的服务。引导居民树立正确的大健康理念和生活方式，营造良好的健康管理氛围尤为重要。在家庭医生签约服务的政策宣传中，医疗机构需要不断深化居民的健康管理意识，强调健康教育，以提升签约居民的履约行为。同时，我们还需探索签约服务流程的再造。一方面，医疗机构内部的物理环境需要进行优化，围绕慢性病管理提供一站式服务，根据慢病随访情况引导就诊。另一方面，医疗机构有必要明确家庭医生团队成员间的分工。通过普及健康生活方式，让"预防"和"治未病"的理念被大众广泛认可，提升健康素养和自我约束能力，从而强化健康意识。

第六节 总结

家庭医生签约服务工作致力于为签约居民提供全方位、高质量且可持续的医疗卫生服务，旨在维护全体居民的身心健康。然而，尽管我国家庭医生签约服务的需求速度不断增加，其实际效果却未达到预期。社区居民对家庭医生签约服务的实际感受度偏低，认知度不足，利用率不高，且签约居民的履约行为也有待提升。进一步对家庭医生签约居民履约行为结果分析可知，履约居民往往集中于老年群体，这表明老年人对健康管理和基本医疗服务方面的需求更为迫切。同时，签约居民会根据自身的健康状况和需求产生服务内容的偏好。此外，履约行为的地域化差异也非常明显，这主要与地区的经济发展水平、文化背景有关。

家庭医生签约居民履约行为的影响因素可以分为家庭医生制度、社会认知程度以及居民健康意识三个方面。在家庭医生制度方面，激励机制和补偿机制仍有待完善。在社会认知层面，居民对家庭医生政策的理解不足以及对基层医生技术的不信任是导致"签而不约"现象的重要原因，此外，居民的健康意识也是决定履约行为的关键因素。

为了提高家庭医生签约服务居民的履约行为，可从供方和需方两个层面提出相应激励策略：在供方层面，需要强化家庭医生体制机制建设，完善配套政策举措，共建社会网络以支持家庭医生签约服务，并拓宽筹资渠道，通过提供个性化医疗服务来增强签约服务的吸引力。在需方层面，需要改变居民的就医观念，普及健康生活方式，促进居民进行自我健康管理，合理利用医疗服务，增强履约行为。

第五章

家庭医生签约服务实施效果评价

家庭医生签约服务是以全科医生为主要服务提供者、社区为服务提供范围、家庭为服务接受单位、全面健康管理为目标、家庭医疗保健服务为主要任务,通过契约方式,为居民及家庭提供的综合性精准化医疗健康服务、医疗卫生服务和健康管理服务。2009年中共中央、国务院出台《关于深化医药卫生体制改革的意见》(中发〔2009〕6号),明确提出以全科医生为重点,进行基层医疗卫生队伍建设,健全基层医疗卫生服务体系,从而建立分级诊疗制度,为基层居民提供成本低、可及性高的基本医疗服务。此后的一系列政策的推行,使家庭医生签约服务政策范围不断扩大,逐渐覆盖至全国。2017年国家卫计委、国务院医改办发布《关于做实做好2017年家庭医生签约服务工作的通知》(国卫基层函〔2017〕164号),明确指出家庭医生签约服务制度是实现深化医改的阶段性目标之一,对家庭医生签约服务内容与工作任务做出了明确规定。2022年,国家卫生健康委、财政部、人力资源社会保障部、国家医保局、国家中医药局和国家疾控局联合印发了《关于推进家庭医生签约服务高质量发展的指导意见》(国卫基层发〔2022〕10号),提出了家庭医生签约服务覆盖率每年提升1~3个百分点的阶段性目标要求,到2035年签约服务覆盖率达到75%以上、重点人群签约服务覆盖率达到85%以上,循序渐进扩大签约服务覆盖率,逐步建成以家庭医生为健康守门人的家庭医生制度。我国家庭医生签约服务制度已经过萌芽、试点探索、全面实施、高质量发展等阶段,及时对当前家庭医生签约服务实施效果的评估结果与评估方法进行梳理与分析,不仅可以为进一步优化家庭医生签约服务政策提供依据,也能为后续政策实施效果评估方法日益科学化、规范化提供有益参考。

第一节 卫生项目实施效果评价理论模型

目前关于家庭医生签约服务效果评价的研究较少,大部分研究关注家庭医生签约服务工作规范和工作内容落实等过程性评价,缺少对于家庭医生签约服务效果的评价研究。现有研究多是依据基层医疗卫生机构现有的基本公共卫生服务或基本医疗服务工作进行绩效评价指标体系制定及核定,对于家庭医生签约服务政策实施效果的认识和研究不够充分。基于经典的卫生项目效果评价理论模型,建立家庭医生签约服务政策实施效果评价概念框架,有助于将实施效果这一复杂的综合性概念转化为标准化、结构化、可测量的要素,为进一步开展家庭医生签约服务实施效果评价提供技术工具。本部分将首先对"结构—过程—结果""结果链"等国际上常用的卫生项目实施效果评估理论模型进行介绍,进而探讨这些理论模型对指导家庭医生签约服务实施效果评价的可行方式。

一、"结构—过程—结果"模型

"Structure(结构)— Process(过程)— Outcome(结果)"模型于1966年由美国学者多纳贝迪安(Avedis Donabedian)首次提出,简称SPO模型,是用于全面评价医疗卫生服务质量的常用模型。在 SPO 模型中，"结构"维度往往用于评价组织机构的环境建设情况、服务提供范围、人力资源配置等人、财、物的结构构成情况。"过程"维度一般是指服务提供过程中涉及的一系列活动，如检查、治疗、康复等具体服务提供过程中医务人员的技术水平、服务态度、隐私保护、服务价格等。"结果"维度则是对包括发病率、死亡率等临床客观指标在内的医疗服务结局进行评价。在卫生服务领域，"结果"指服务后的各类健康结果。如果将评价广度放宽，该维度还可包括患者满意度、患者体验等主观指标。

二、"结果链"模型

"结果链"模型是最初由世界银行等组织提出的关于项目实施和评价的工具，从投入（Input）、活动（Activities）、产出（Outputs）、结果（Outcomes）及影响（Impacts）这五个基本要素出发，强调以结果为导向，通过明确组织的目标和产出，来指导和评估组织的活动和绩效。该模型广泛应用于公共管理、卫生保健、国际发展援助等领域，特别是在需要评估政策和项目影响时。在"结果链"模型中，"投入"指用于支撑相关活动所投入的具体资源，不仅包含资金、人员、设备等有形资源，也包括政策支持等无形资源；"活动"指将可用投入转化为特定产出的过程，是为了获得产出采取的具体行动；"产出"指经过活动而产生的产品或服务，是具有目标性与针对性、可以被产品或服务的提供者控制的；"结果"指产出对目标群体或利益相关者产生的长期、可持续的影响或变化，是不能被控制的实际结果；"影响"则是指成果对社会、经济、环境等方面产生的更广泛、更深远的影响，这种影响可能超出组织或项目的直接范围。

三、服务质量差距模型

服务质量差距模型（Service Quality Gap Model，SQGM），亦称为 SERVQUAL 模型或 5GAP 模型，于 20 世纪 80 年代中期到 90 年代初由美国营销学家帕拉苏拉曼（A. Parasuraman）、蔡特哈姆尔（Valarie A Zeithamal）和贝里（Leonard L. Berry）等人提出，其目的是分析服务质量问题产生的原因并帮助服务管理者了解如何改进服务质量。该模型认为服务质量取决于用户所感知的服务水平与用户所期望的服务水平之间的差别程度，即服务质量分数＝实际感受分数－期望分数，因此也被称作"期望－感知"模型。该模型共包含五个关键差距，在卫生服务领域，"感知服务质量差距"（差距 5）是指患者感知的服务与期望的服务之间的差距——这是该模型的核心差距。患者衡量医院的标准不同或没有感知到该服务所期望的质量，都会导致差距 5 出现。研究认为，要填补这一差距，就要对以下四个差距进行弥合：差距 1——认知差距，即管理者对患者期望质量的感知不准确，不能正确地认知患者的需要，造成患者期望与医院管理者认知之间的差距；差距 2——制定标准差距，指管理者可能正确地认识到患者的需要，但没有建立一套系统完整、科学合理的绩效标准，由此产生认识的不一致；差距 3——服务传递差距，表示在医疗服务提供过程中，卫生服务不符合质量标准，造成服务质量规范和服务提供之间的差距；差距 4——市场沟通差距，是指卫生服务提供与外部传播信息之间的差距，多为政策宣传资料所作出的承诺与实际提供的服务不一致。在构建家庭医生签约服务效果评价指标体系时，可以基于服务质量差距模型，针对家医签约服务目标设置具体指标，由签约居民对各项指标的感受水平、期望水平分别进行评分，由此找出家医签约服务中存在的问题，进而有针对性地提高服务质量。

四、"Better Together"中的"结果框架"模型

Better Together Health and Social Care 项目（简称"Better Together"），由英国中部地区供应商和利益相关者组成联盟并发起，该项目强调将初级保健、急救服务和社会服务等多个领域的服务进行整合，目标是改善慢性疾病的预防和早期发现，减少住院和急症护理支出，并鼓励患者群体进行自我管理，通过打破传统服务之间的界限，实现资源的共享和优化配置，提高服务的可及性和效率。为实现这一目标，"Better Together"让一系列利益相关者参与制定"结果框架"，采用以最终结果为中心的绩效衡量标准，而不是以投入为中心进行评价。"结果框架"模型由一系列以结果为中心的绩效指标构成，包括人群健康、生命质量、服务质量和服务效果四个核心评价维度，被应用于卫生体系绩效改革效果评价。

但此模型在应用于我国家庭医生签约服务模式效果评价时仍有不足，结合我国实践和家庭医生签约模式的特征，有研究提出以"人群健康、服务质量、服务效率、成本控制、居民认可度及满意度"为评价维度。由此，"Better Together"中的结果框架模型能够更为系统地评估家庭医生签约服务的实施效果，为提升服务质量和居民健康水平提供科学依据。

五、WHO 卫生系统绩效评价框架

世界卫生组织（简称 WHO）提出的卫生系统绩效评价框架是一个综合性的评估工具，旨在衡量卫生系统在实现其主要目标方面的效率和效果。该框架主要围绕三个核心目标构建：促进健康、增强反应性、确保卫生筹资公平性。这三个目标进一步分解为质量、公平和效率三个维度，通过评估人口健康状况、反应性水平、筹资公平性等指标来衡量卫生系统的整体绩效。WHO 卫生系统绩效评价框架为家庭医生签约服务效果评估提供了一个全面的视角，不仅关注服务的即时效果，也考虑了服务的长期可持续性、公平性和居民的整体健康改善。通过这种评估，可以更好地理解家庭医生签约服务在提升基本医疗卫生服务质量方面的作用，并为政策制定和服务质量改进提供依据。

第二节 家庭医生签约服务实施效果评估研究现况

现有研究中，"结构—过程—结果"模型、"结果链"模型、服务质量差距模型以及"Better Together"模型在家庭医生签约服务评价中得到较多应用。本节根据已有研究发

现，结合上述理论模型的基本内涵，对各理论模型在家庭医生签约服务效果评价中的应用思路分别总结如下。

一、"结构—过程—结果"模型应用思路

基于SPO模型构建的家医签约服务效果评价概念框架详见图5-1。

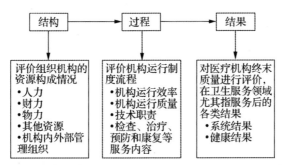

图5-1 基于SPO模型的家庭医生签约服务实施效果评价概念框架图

（一）结构维度

结构维度主要指家庭医生团队的组织管理与资源投入。可以从家医签约服务提供者（全科医生、护士、公卫人员等家庭医生团队成员）与服务对象这两方面进行指标选取。在服务提供方上，可能的评价指标包括家医团队人员配置、团队成员岗位与专业结构、设施设备配备等。在服务对象上，可能的评价指标包括辖区居民对家医签约服务知晓率、签约意愿、就诊行为、治疗依从性等。制度与机制建设对家庭医生签约服务的有效实施具有关键的激励与约束作用，同时提供了重要的支持与保障，政策相关指标也应当在结构维度得到体现。

（二）过程维度

过程维度主要指家庭医生团队对服务职责的履行情况，包括服务提供者与服务对象的人数比例、签约对象中重点人群覆盖率、服务质量、服务效率等方面。可以根据家庭医生工作职责设置相关指标，如签约人群中慢性病患者生活方式指导次数、慢性病患者随访次数等。还可以通过需方调查，掌握服务对象对家医团队服务态度、技术水平以及服务费用等方面的评价。

（三）结果维度

结果维度主要关注医疗卫生服务结束后的最终输出结果。结果是结构和过程的衍生产物，但需要围绕目标进行设计和甄别，其评价指标包括主观和客观两方面。客观指标包括健康知识掌握率、健康行为形成率、合理服务利用率、疾病控制情况（如患病率、住院率）等指标；主观指标包括患者体验和感知服务值、患者满意度等指标。

二、"结果链"模型应用思路

使用"结果链"模型建立的家庭医生签约服务实施效果评价概念框架详见图5-2。

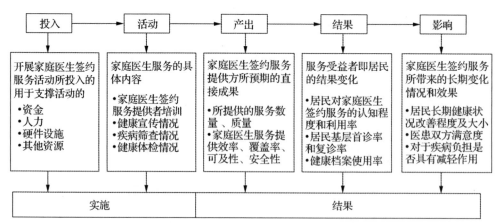

图 5-2 基于"结果链"模型的家庭医生签约服务实施效果评价概念框架图

（一）投入维度

投入维度主要从家庭医生签约服务实际出发，考虑基层医疗卫生资源情况，以及与家庭医生签约服务相关的考核机制与激励机制。因此，投入维度主要包括经费来源与分配、人员配置与分工、硬件设施设备支撑等有形资源，以及组织管理模式、信息化投入等无形资源。以考核机制为例，除了关注是否将考核结果与经济/非经济激励挂钩，还要关注是否对家庭医生签约服务建立了以结果为导向的考核指标，比如相较于居民健康档案建档率，应当同时关注健康档案填写准确率与健康档案动态更新率。

（二）活动维度

活动维度主要根据家庭医生签约服务内涵、目标以及相关政策，结合家庭医生团队的主要职责进行指标设置，使家庭医生签约服务的提供能够反映其服务目标以及服务过程，包括人员培训、健康宣传、疾病筛查、健康体检等具体过程的实施情况，以及家庭医生签约覆盖、签约履行情况等。

（三）产出维度

产出维度是预期的直接成果，包括签约人数、服务数量、服务质量、服务效率、服务覆盖性，以及服务可及性、安全性等方面，比如重点人群的健康管理及规范服务，预期健康指标的达标等。

（四）结果维度

结果维度主要体现在居民对于家庭医生签约服务的了解程度、利用率等方面。该维度可以通过签约居民的基层首诊率和复诊率、健康档案的使用率等指标进行评价分析。

（五）影响维度

结合上述产出与结果维度下的具体指标，分析评价家庭医生签约服务的长远效果，关注服务对象特别是重点人群的长期健康状况，以及居民健康行为的变化程度、医患双方的整体满意度。

三、服务质量差距模型应用思路

基于服务质量差距模型,从多维度出发进行评估并识别潜在的改进空间,家庭医生签约服务实施效果评价可以从以下几个关键维度进行。

(一) 期望识别维度

评估管理者是否进行居民需求调研,以了解居民对服务内容、服务水平和服务态度等的预期;考察是否建立了有效的需求反馈渠道,并确保这些机制能够真实反映居民的服务期望。

(二) 标准制定维度

评价服务质量标准是否清晰、具体,便于执行;分析服务标准是否易于实施,且能够满足居民的合理期望。

(三) 传递一致性维度

监测家庭医生团队是否严格按照既定标准提供服务;识别服务过程中偏离标准的行为或不足,并评估其对服务质量的影响。

(四) 沟通准确性维度

评估服务宣传内容与实际服务内容的一致性,避免夸大或误导。

(五) 感知识别维度

对比居民的实际服务感受水平与期望达到水平,量化感知服务质量差距,为改进提供依据。

四、"Better Together"模型应用思路

"Better Together"模型中"结果框架"侧重于评估合作或协同努力后产生的具体成果和影响,强调通过不同主体之间的紧密合作与协同,实现整体效能的最大化。在家医签约服务中,这可以理解为医疗机构、家庭医生团队、签约居民以及相关政策制定者等多方之间的紧密配合与共同努力。基于"Better Together"模型及国内家庭医生签约模式的特征,已有研究提出以"人群健康、服务质量、服务效率、成本控制、居民认可度及满意度"为核心维度设计指标体系,具体如下。

(一) 人群健康

着重于评估服务对提升居民整体健康水平的贡献。可以通过监测居民的生理指标(如血压、血糖等)的改善情况,慢性病的管理和预防效果,以及居民健康知识的掌握程度,来衡量服务对人群健康的具体影响。例如,通过跟踪居民健康指标的变化趋势和慢性病患者管理的有效性,了解服务对提升居民健康水平的实际作用。

（二）服务质量

关注家庭医生提供服务的专业性和周到性。评价时不仅要考虑医生的医疗技术和诊疗质量，还要关注他们的服务态度和个性化健康管理计划的执行情况。通过综合评估这些因素全面了解服务质量，并识别提升空间。

（三）服务效率

旨在衡量服务的普及程度和服务流程的高效性。通过分析签约率、就诊率、转诊率和复诊率等指标以了解服务的覆盖面和运作效率。高效的服务流程不仅能提高服务的可及性，还能优化医疗资源的配置和利用。

（四）成本控制

关注服务对居民就医成本的影响以及服务的经济可持续性。通过监测人均医疗费用的变化和预防性服务的成本效益分析，评估服务在控制医疗成本和促进资源合理分配方面的效果。

（五）居民认可度及满意度

通过定期的满意度调查、信任度评分、续约率和居民参与度等指标，直接反映居民对服务的接受度和信任度，有助于了解居民的真实感受，为服务的持续改进提供直接的反馈和依据。

第三节 政策效果评价常用方法

现阶段家庭医生签约服务实施效果研究以指标体系构建与横断面调查后资料分析为主要形式，在效果评价方法应用上还有较大提升空间。科学说明家庭医生签约服务的成效，需要严谨的设计、科学的测量和合理的推理论证，现有发表的研究中，由于忽略了双向因果关系，有的政策效应评估研究出现了回归模型设置错误，导致了内生性问题出现。还有研究没有收集基线数据，不能准确应用比较统计思维，仅依靠政策实施后的调查数据得出结论。后续研究中需要完善效果评价研究设计，注重因果推理，加强科学性。在具体方法上，有以下四种适用于家庭医生签约服务效果评价的方法。

一、双重差分法

双重差分法（Differences-in-Differences，DID），又称"倍差法"，是评估政策效应的常用方法，其最突出的优点是模型设置更为科学。通过设置政策发生与否的虚拟变量，以及干预组和对照组，比较两组在终末与基线的效果指标值差值，控制了由于经济社会发展和其他政策实施带来的影响。使用时需注意适用范围，一般而言，DID适用于面板数据。

DID 方法因其能够提供因果推断的能力而在卫生政策和项目效果评价研究中得到广泛应用，有研究使用 DID 方法来评估分级诊疗制度对医疗服务利用、医疗成本、患者健康结果等方面的影响。通过比较制度实施地区与未实施或政策影响较小的地区之间的差异，研究者可以控制其他变量的影响，从而更准确地估计分级诊疗制度的效果。

二、工具变量法

工具变量法（Instrumental Variable，IV），是一种用于处理线性回归模型中内生性问题的统计技术。研究中的某一个变量与模型中随机解释变量高度相关，但却不与随机误差项相关，那么就可以用此变量与模型中相应回归系数得到一个一致估计量，这个变量就称为工具变量，相关的估计方法就叫工具变量法。工具变量法的关键是选择一个有效的工具变量，但由于工具变量不是唯一的，因而工具变量估计量有一定的任意性，同时由于误差项实际上是不可观测的，要找到严格意义上与误差项无关而与所替代的随机解释变量高度相关的变量，是该方法的应用难点。

工具变量法在卫生政策和项目效果评价研究中发挥着重要作用，特别是在处理潜在的内生性问题方面具有明显优势。工具变量法已被应用于评估医疗资源配置政策对医疗服务质量和可及性的影响，也常用于评估健康促进政策对居民健康行为改变的效果。通过工具变量法能够得到更为准确的估计结果，为相关政策提供科学依据。

三、倾向得分匹配法

倾向得分匹配法（Propensity Score Matching，PSM），是一种用于评估处理效果的统计技术，被广泛应用于因果效应的估计。其优势在于能够通过调整处理组和对照组之间的协变量均衡性来控制选择性偏倚，它用于模拟随机分配实验，将处理组中的个体与对照组中的个体进行匹配，确保匹配后的样本在关键协变量上平衡，有助于提高观察性研究结果的可靠性和有效性。

在实际应用中，倾向得分匹配结合双重差分法也经常被使用，即"PSM＋DID"，特别适用于评估政策或干预措施的效果，尤其是在随机分配不可行的情况下。联合使用 PSM 和 DID，可以增强 DID 估计的准确性。例如，在评估医保整合政策对医疗服务利用、医疗费用、患者满意度等指标的影响时，研究者可以更准确地评估城乡居民医保整合政策的效果，并为政策制定和实施提供科学依据。

四、中断时间序列分析

当一项大规模的干预/政策在全体人群或全国地区展开，很难寻求合适的对照组来评估该干预/政策的效果。此外，在这种大规模的干预下，多数只能获取群体水平而不是个体维度的数据。例如，基于人群开展一项针对某传染病的计划免疫措施，往往可用的数据是该人群中传染病的发病率或死亡率；又例如，研究人员欲评估某地区通过某个项目增加或者条例合法化的法律,是否会增加该地区的健康资源消费量,此时的因变量可能是健康资源消费总量或人均卫生资源的投入。常用的政策评估利器——双重差分难以应对上述情形。因为一旦缺少对照,双重差分就无法开展第二重差分;其次,群体水平的数据不像面板数据那样既包含时间维度又包含个体维度。中断时间序列分析(Interrupted Time Series Analysis)则在一定程度上摆脱了评估干预/政策效果时需要对照组的束缚,它主要利用时间序列数据来达到类实验研究设计的目的。

综上所述,尽管双重差分法、工具变量法、倾向得分匹配法等方法在卫生政策实施效果评价中已被广泛应用,但在家庭医生签约服务的效果评价中,则较少得到运用。家庭医生签约服务作为一种重要的基层医疗服务模式,其效果评价对于提升服务质量、优化资源配置和提高居民健康水平具有重要意义。在后续研究中需要加强研究设计,更多地应用适用于政策效应评估的科学方法,从而提升效果评价的客观性、准确性,为提升家庭医生签约服务质量提供科学支持。

第四节 各地实践探索及评估中存在的问题

一、实践探索

近年来,各地陆续出台了家庭医生团队绩效考核方案,对家庭医生签约服务外部评价进行了有益探索。本部分以江苏省、浙江省与深圳市卫生行政部门制定的家庭医生团队绩效评价指标体系为例,对各地评价工具进行梳理与比较分析,总结各地指标体系的共性与差异,以期为进一步优化家医团队外部评价技术工具提供有益参考。

江苏省:评价体系着重于家庭医生签约服务的质效以及服务模式创新。在组织管理方面,强调家庭医生团队的组建、绩效考核制度的建立和签约服务费的分配。同时,关注服务数量,包括签约服务的覆盖率和基层首诊签约率。服务质量方面,重视续约率、履约情况、规范医疗服务以及签约居民满意度等指标。

浙江省:考核纳入了卫生健康行政部门的综合考核和监管内容,重点关注签约服务的提供主体和签约服务对象。考核内容包括服务的规范性、签约流程、服务内容以及解约和续约等。浙江省特别强调签约服务的自动续约模式和功能社区签约服务。

深圳市:评价指标体系分为基础指标、团队指标和专项服务质量指标。基础指标关注团队组成和成员资质;团队指标评价服务项目的提供水平;专项服务质量指标则针对服务对象个体所接受服务的质量。深圳市提供了详细的服务要求,包括基础服务和签约服务的具体项目,如健康管理、健康教育、预约服务等。

尽管江苏省、浙江省和深圳市在家庭医生团队外部绩效评价指标体系的具体内容和侧重点上存在差异,但它们共同的目标是确保家庭医生签约服务的有效实施和持续改进。这些指标体系都旨在提升家庭医生服务的质量和效率，增强签约居民的满意度，以及推动基层医疗服务的整体水平提升。此外，三地的评价体系都强调了对家庭医生团队的组织管理、服务提供和质量监控的重要性，以及通过绩效考核激励家庭医生团队提供更加规范化和个性化的服务。具体如表 5-1 所示。

表 5-1 江苏省、浙江省、深圳市家庭医生团队绩效评价指标体系对比分析

维度	江苏省	浙江省	深圳市
共同维度	服务质量与居民满意度、组织管理、签约服务流程、服务覆盖率、绩效考核与激励机制		
不同维度	注重服务模式创新	强调自动续约和功能社区签约	侧重于服务原则的明确和内容的规范化

二、评估研究存在的问题

目前关于家庭医生签约服务实施效果评价的研究相对较少，大部分研究局限在对签约服务工作规范和工作内容落实情况的过程性评价上，缺少对家庭医生签约服务产出及结果的评价研究。通过对现有研究的归纳分析可以得知，家庭医生签约服务实施效果评估领域仍存在一些共性问题和挑战：宏观层面上，相关研究存在着地区发展不平衡，政策与效应的因果推理亟待明晰等问题；微观层面上，相关研究存在着签约群体与未签约群体组间不均衡、样本选择不具有代表性、回归模型设置错误、研究设计不规范等问题。这就需要进一步的严格研究设计和实践探索来解决，特别是在评估工具与评估指标体系的选择与完善、服务质量的深入分析以及具体实施的策略性方面。这将有助于更准确地评估家庭医生签约服务的健康效益，为政策制定和实践改进提供更有力的支持。通过总结现有研究视角与方法，发现存在以下问题。

（一）内涵界定与理论基础尚有不足

当前相关研究主要集中在依据基层医疗卫生机构承担的基本公共卫生服务与基本医疗服务工作设计绩效评价指标体系，实质上是对于家庭医生签约服务制度本身的实施效果研究不够充分。因此，界定家庭医生签约服务实施效果评价内涵，建立概念框架，有助于将尚未形成完整指标体系的复杂评价转化为标准化、结构化要素，并为进一步建立可操作的实施效果评价指标体系提供基础。

对内涵理解的不足导致了评价的偏差，当前研究缺乏系统性评价，多关注某一个具体的点，并且多为使用横断面数据开展的相关性分析，理论基础较为薄弱。尽管现有理论模型多强调以质量为核心，现有研究往往更多关注服务的工作开展情况，这可能导致无法深入理解服务的实际效果和质量。例如工作评价指标在整个指标体系中的条目数占比或权重总分占比较高、评价侧重于服务提供的数量和覆盖率，而对家医签约服务的质量，无论是过程质量，还是结果质量都缺乏研究关注，这可能导致无法深入理解服务的实际

效果质量。

（二）研究重点存在偏差

现有的评估研究多注重与过程、直接产出相关的指标，忽视了与效果以及长期影响相关的指标。多侧重以需方满意度为评估指标，例如需方角度的服务利用率、总体满意度等，供方角度的工作满意度、人员构成情况等，其共同特点是重视服务过程评价，忽略了真正意义上的效果评价。在应用"结构－过程－结果"模型的研究中，结果维度较多使用需方满意度作为评价指标，而非健康结局类指标，这种偏向可能导致评估结果无法全面反映签约居民的总体健康水平改善和维护情况，因为满意度并不总是与健康结果直接相关。

（三）评估工具存在局限性

现有的一些研究可能侧重于定性分析，通过访谈、案例研究等方法来探索家庭医生签约服务的实施效果，而没有明确指出使用特定的评估工具；另一些研究可能采用混合方法，结合定量和定性数据来评估服务效果，但同样没有明确依据某个理论模型进行，在实际操作中存在一定的局限性。一些研究可能发现现有的评估工具不完全适用于中国的家庭医生签约服务实际情况，这表明评估工具可能需要进一步的本土化调整和完善；还有一些研究可能关注于政策分析、服务模式比较等，并不直接使用评估工具，而是通过文献综述和政策分析来探讨服务实施的效果和存在的问题。此外，在构建评价指标体系时，现有研究可能未能充分考虑所有相关维度，尤其是在权重设置和指标选择上，可能没有反映出最重要的服务质量和结果。

（四）政策与实践的出入

尽管国家政策亦趋向于"以结果为导向""以质量为核心"，这与"结果链"等理论模型相一致，但实际研究中往往更多关注服务的工作评价，而不是服务的健康效益。例如忽视了是否开展个性化健康指导、是否开展并发症筛查、是否开展风险评估以及慢性病患者因并发症住院率等，这种偏差导致"家医服务效果评价"趋同于"家医服务工作评价"，无法全面评判政策给辖区居民带来的健康效益。

（五）研究样本代表性欠缺

由于个体是否签约家庭医生的概率并不完全相同，因而签约人群与未签约人群不属于随机分组。签约的重点人群多为年龄偏大、健康状况较差的人群，这些人群的医疗费用、卫生服务利用等情况势必与普通人群存在差异。因此，直接比较签约人群与未签约人群间某项指标的统计学差异，很有可能使研究结果存在较大偏倚。

第五节 家庭医生签约服务实施效果评估优化建议

一、评估工具的选择与改进

如前所述，SPO 模型、"结果链"模型都适合作为家庭医生签约服务实施效果评价的理论模型，这些经典的基础理论模型能够帮助界定概念，厘清框架，形成标准化的指标体系。结合这两种模型的优势，有助于形成一套综合性的评估体系。SPO 模型有助于系统评价服务的结构、过程和结果，而"结果链"模型则能详细追踪从投入到影响的全过程。也可以借鉴"服务质量差距模型"、"Better Together"模型以及 WHO 卫生系统绩效评价框架等，从不同角度全面评估家庭医生签约服务的效果。针对我国实际情况，对国外引进的评估工具进行本土化调整，确保评估结果更符合我国的实际情况和需求。

二、评估视角与维度的扩展

（一）完善指标体系，开展系统评价

完善服务效果评估框架，确保评估框架覆盖结构、过程、结果和影响等各个维度，形成标准化、系统化的指标体系。在结果维度中增加更多客观健康指标，如签约后服务利用率、住院率、健康知识知晓率等，以全面反映家庭医生签约服务对居民健康的实际影响以及当地医疗服务结构的变化情况。

（二）扩大研究范围，加强实证研究

已有研究多局限于城市地区，针对农村地区的较少。因此，不仅要关注城市地区，还应加强对农村地区家庭医生签约服务的评估，确保评估结果具有广泛的代表性。此外，关于家庭医生团队激励机制的研究较少，且多集中在理论分析，缺少实证研究对理论结果的验证。由此建议，加强对城乡地区的实证与比较研究，通过收集和分析长期数据，评估家庭医生签约服务的长期效果和可持续性，提高结论的可靠性。

（三）结合时政要求，调整评估内容

效果评价需要与时俱进，以政策目标为导向，根据政策需求开展效果评价。随着居民健康需求与疾病谱的变化，基本公共卫生服务项目内容和包含慢性病医防融合在内的相关政策也将会有所改变，特别是在三医联动的协同发展和跨部门治理、医保支付方式的变革下，家庭医生签约制度从"治病"到"保健康"中的作用、家庭医生签约服务成效，需要根据政策目标和居民健康需求的变化及时调整评估内容，反映出家庭医生签约服务内涵实效，确保评估结果与政策导向一致，凸显出签约服务对居民健康、医院运营、医保控费的倍增效应。

三、科学评估方法应用的强化

（一）推广因果推理方法

采用如双重差分法（DID）、工具变量法（IV）和倾向得分匹配法（PSM）等科学的方法，以增强评估结果的因果推断能力，控制内生性问题，提高评估的科学性和准确性，准确评估家庭医生签约服务的政策效应。

（二）混合方法研究

通过问卷调查、访谈、焦点小组讨论等多种方式收集数据，结合定量和定性研究方法进行交叉验证，提高评估结果的准确性和可信度。

（三）新方法应用

加强医疗领域内信息化水平，在此基础上，通过分析签约服务的数据与区域内医疗相关大数据，及时发现家庭医生签约服务成效及需求变化情况。

四、加强质量控制与数据可靠性

（一）提高样本代表性

采用科学的抽样方法，加强签约人群与未签约人群在样本中的代表性，减少选择偏倚。尽可能增加样本量，提高评估结果的稳定性和可靠性。

（二）加强基线资料收集与对比

在家庭医生相关政策实施前后，系统收集并整理基线资料，建立家庭医生签约服务效果的定期监测与评估机制，通过连续追踪数据变化，动态评估服务效果，及时调整服务策略。

第六章

机构内家庭医生签约服务绩效管理模式

第一节　家庭医生签约服务绩效管理概况

家庭医生签约服务是促进医防融合和实现分级诊疗的重要途径。2015年，国务院办公厅颁发的《国务院办公厅关于推进分级诊疗制度建设的指导意见》（国办发〔2015〕70号）进一步明确家庭医生签约服务的签约对象、签约形式和服务内容，同时强调签约服务应该是以团队形式进行签约。2016年，七部委联名发布《关于印发推进家庭医生签约服务指导意见的通知》（国医改办发〔2016〕1号），明确了家庭医生签约服务到2020年需要力争把服务范围扩大到全人群，基本实现家庭医生签约服务制度的全覆盖。

随着基本公共卫生服务质量的提升，基层医疗机构的硬件设备状况已日趋改善，然而群众更倾向于选择大型医院就医的现象依然存在，导致了基层医疗资源的浪费和闲置。究其根本原因是基层医疗卫生服务的能力和质量可能仍未达到群众期望的水平。因此，较于以往，一方面需要通过引进人才和先进技术，提高服务能力强化基层医疗服务的吸引力，另一方面基层医疗机构需采取更积极主动的措施，通过加强与社区居民的沟通与互动，提高服务的主动性和针对性，把群众"留在"基层。在此过程中工作质量和服务主动性尤为关键，而机构内部的绩效分配作为"支点"值得重视。随着医防融合不断深入，不同岗位之间的联系和协作不断加深，提供公共卫生服务、健康管理服务的医疗工作人员增加了更多的工作负担，在这种情况下，传统的绩效管理模式若不能从"经济收入"上体现这些服务人员的工作付出，将对其工作积极性造成严重的负面影响，直接影响医疗机构服务模式的转型。

国家层面对优化机构内部绩效结构、提升绩效赋能效果提出了明确的指示和要求。《关于改革完善全科医生培养与使用激励机制的意见》（国办发〔2018〕3号）要求：建立基层医疗卫生机构绩效工资水平正常增长机制。完善绩效工资分配，调动基层医疗卫生机构医务人员工作积极性，内部绩效工资分配可设立全科医生津贴。签约服务费作为家庭医生团队所在基层医疗卫生机构收入组成部分，可用于人员薪酬分配。将服务对象健康状况和居民满意度纳入考核指标，加强签约服务质量考核，考核结果与家庭医生团队的签约服务收入挂钩，确保签约服务质量。同年《关于做好2018年家庭医生签约服务工作的通知》（国卫办基层函〔2018〕209号）提到基层医疗卫生机构要建立完善机构内部管理考核工作机制，借助信息化手段，提高数据采集、分析、利用的真实性和准确性。考核结果要与家庭医生团队和个人绩效分配挂钩，坚持多劳多得、优绩优酬。《关于规范家庭医生签约服务管理的指导意见》（国卫基层发〔2018〕35号）强调要健全机构内部管理机制，以家庭医生团队组成、服务对象的数量、履约率、续约率、服务数量、服务质量、签约居民满意度和团队成员满意度等为核心考核指标，考核结果同家庭医生团队和个人绩效分配挂钩。通过建立合理的绩效管理体系，能够激励基层医务工作者提高服务积极性和主动性，有助于塑造积极向上的工作氛围，促进医疗服务水平的提升，从而引导社会更好地利用医疗资源，提高基层医疗服务的质量，满足群众的实际医疗需求。

一般而言，家庭医生签约服务相关绩效常包括三个层次：一是基层医疗机构为整体的绩效，常由上级行政部门对基层医疗机构进行考核管理；二是家庭医生团队或不同职能科室的团队绩效，一般将绩效的二次分配权利赋予科室负责人或团队负责人；三是医疗机构工作人员个人的岗位绩效。本节重点探讨后两个层次即机构内部的绩效分配情况。常见的以个人为主体的绩效评价体系维度主要包括服务数量或工作量要素，例如签约数量、达标率、基本医疗服务以及公共卫生服务的数量等，同时涵盖了服务质量因素，包括慢性病患者管理、并发症筛查的规范性以及居民对服务的知晓率和满意度等。总体框架主要围绕基本医疗（包括基本诊疗和增量服务）、基本公共卫生服务以及家庭医生签约服务这三个主要部分展开。以医生团队或科室为主体的绩效评价体系维度包括服务基础、服务过程（基本医疗服务、公共卫生服务）以及服务质量和效果等方面。有学者认为以团队为整体的绩效考核方案能更好地激励基层医务人员的积极性，特别是将团队绩效的二次分配权赋予团队负责人，由团队负责人按照贡献大小分配岗位绩效，其一定程度上提升了绩效管理的效率和工作人员参与团队服务的积极性和主动性。目前家庭医生签约服务项目，大部分基层医疗机构采取了成本考核、单项激励、家医分设的绩效管理方式，而没有总体纳入到医疗机构的绩效评估中。但是一个立项的家庭医生签约服务绩效评估不应单列在体系外，医疗机构家庭医生签约服务绩效评估的目的在于：① 有效落实医院重点服务转型，根据医院实际情况及医院发展定位，设定考核项目，通过对新增项目赋能情况的不断调整，可以有效引导不同科室落实医院转型目标。做到优势科室重点发展，新增项目扶持发展，不同技术协同发展。② 调动员工的积极性，从医、管、防等不同层面体现医务人员价值，更是从全医疗流程角度完整体现医务人员工作内容，肯定工作能力及时间付出的价值。③ 有效引导医院公益性回归。基于医院自身定位，完善重点人群、常见疾病的防治康管一体化发展，服务辖区居民。④ 兼顾公平，体现效率，政策打破了科室均衡论的认识壁垒，引入时间单价制等概念，不单纯以经济效益衡量科室工作，确保所有有价值的劳动付出均有回报，从而极大地缩小了科室间的薪酬差异。

良性的绩效管理应包含多个环节，各级管理者和管理对象为了达到预期的机构目标，共同参与绩效计划制定、绩效沟通、绩效评价、绩效改善等一系列的循环管理活动，以持续改善组织和个人的能力，提高绩效水平。绩效计划制定应是绩效管理循环的起点，依据机构本身的战略目标，并结合工作任务完成情况和存在的主要问题来确定绩效目标和实现目标计划。绩效沟通指管理者与管理对象共同完成绩效目标的过程，理应贯穿绩效管理的整个过程，其强调绩效计划和实施中加强双向沟通，及时发现和解决出现的问题并进行反馈，指导和帮助管理对象努力达到绩效目标。绩效评价即对既定的目标完成情况进行考核，考核依据应是绩效计划阶段管理者与管理对象对基层卫生机构绩效目标达成的共识，根据绩效指标体系收集反映绩效优劣的信息，并据此兑现奖惩。绩效改善是绩效管理的核心环节，只有考核或评价而没有反馈将偏离绩效管理的本质。绩效改善即通过绩效分析结果，管理者与管理对象共同参与，纠正考核中发现的问题并制定或改良新的绩效目标和计划，使绩效管理进入新一轮更高层次的绩效管理循环。

目前我国的基层医疗机构传统绩效往往缺乏科学、合理、有效且易操作的内部绩效考核方案，"吃大锅饭""平均分配"的现象经常出现，未能有效调动基层医务人员的积极性。各基层医疗机构内部的实际绩效管理中，一般将大量的基本医疗和公共卫生指标纳入绩效考核，常包括工作数量、工作质量、满意度等维度，但考核结果往往仅与奖励性工资结合，仅仅是做绩效考核工作并未达到绩效管理的目的。另外，方案指标体系设计不合理、考核方案不适时修改等问题广泛存在，人员工作缺乏积极性、对绩效管理满意度低。与此同时，新医改背景下更加强调基层医疗机构的公益性质和社会效益，医保控费、控制药占比、回归公益性成为医改"高频词"。在基层医疗机构从"以医养防"到"医防融合"协同发展转型的形势下，对基层医疗机构的成本管理水平提出了更高的要求。一方面，家庭医生签约服务是促进基层医防融合的重要抓手；另一方面，签约服务包特别是个性化签约服务包的形式也有助于医疗机构在现有"两个允许"政策激励下，提升医务人员的整体收入水平，突破绩效分配总额的上限。本章将重点从绩效算法和成本测算两个方面进行介绍，为基层医疗机构的绩效管理提供思路。

第二节 家庭医生签约服务绩效法

家庭医生签约服务绩效包含服务数量、服务质量、服务结果、满意度以及更长远角度的人群健康状况改善、健康生活行为改变等多方面。在家庭医生签约服务高质量发展的背景下，服务过程中仍存在诸多方面问题。首先，在基层医疗机构的实际工作中，任务类型繁杂、组织不够清晰、分工不够合理，以及"高能低用"等情况经常出现，全科参与公共卫生工作的积极性不高。其次，基层医疗卫生机构实行家庭医生签约服务的实际成本难以得到有效弥补。工作量作为基层医疗机构工作人员绩效分配的重要参数，直接反映工作个体岗位在服务过程中的投入，必须要建立以工作量为核心的合理绩效方案，以实际情况为基础。《关于做好2016年国家基本公共卫生服务项目工作的通知》提出"经费补助根据本地项目内容和工作量，合理测算各项服务补助或支付标准（或采取当量法）"。标准化工作量（或当量、点数）是对医务人员提供专业服务所需人力成本、时间成本、技术难度和风险程度等参数的综合反映，通过特定标准对工作量进行明确、客观的核算，对社区卫生服务机构的成本核算、绩效管理以及服务效果评价等方面具有重要的作用。建立在标准化工作量基础上的绩效分配方法的重要意义在于打破"无收入"的工作项目"费力不讨好"的困境，使得各个岗位的医务人员的工作付出能够在经济上得到真实且适当的反映，从而调动广大医务人员服务的积极性。标准化工作量（当量法）测算的常见参数包括项目名称、计量单位、项目内涵、最低工种要求、时间、风险、难度等。

一、国内外常见的工作量测算方法

（一）工时测定法

此方法通过测量熟练工人的平均工作时间来确定标准工作量。最初常见于护理领域，赫尔希（Hershey）将标准化的护理工作量定义为病人对护理需求的平均时长数，并将其乘以病房的病人数作为配置护士数量的参考。约翰·霍普金斯医院曾对病人进行分类，并测量出各类病人的平均护理时长以计算护理工作量。有学者运用电子病历，将医生的工作时间作为评价工作量的指标，节约了统计核算的成本和时间。工时测定法的优势在于计算简单，然而它的缺点也同样明显，其完全忽视了单位时间内工作强度的不同，尤其在当今的基层医疗卫生工作中，随着医疗技术和医患需求的不断变化、分工的细化，工作量仅仅依赖工作时间的测定已经难以满足绩效管理的要求，简单地依赖工作时间测定来评估工作量和绩效已经不再适用，需要考虑到医护人员在同等时间内所承担工作的差异性。

（二）主观评价法

这是一种让工作人员自行判断某一项工作对个体负荷的方法。其中，美国航天局开发的任务负荷指数量表（National Aeronautics and Space Administration Task Load Index，NASA-TLX）是一种常见的主观评价工具。它由脑力需求、体力需求、时间需求、努力程度、业绩水平和挫败感六个维度组成，每个维度都用一条包含20个等分的直线来表示。尽管该量表测量维度较为全面，但医疗行业的工作环境与一般行业有着诸多不同之处，比如医师在进行医疗活动时所承担的风险，而这些特点往往在传统的任务负荷指数量表中未得到充分考虑。

（三）生理测量法

此方法通过测量操作者的某些生理指标参数的变化来反映其工作量的改变。这些常见的生理指标包括心率、眨眼率、皮肤电反应、脑电图等以及其变异情况。尽管这种方法在一定程度上能够反映出操作者的工作负荷变化，但实际应用中缺陷明显。首先，生理指标的变化可能受到与工作负荷无关的其他因素的影响。其次，使用生理测量方法所需的测试仪器成本较高，测试过程较为复杂，这使得生理测量法难以在基层医疗卫生机构中得到广泛应用。同时，对于医务人员来说，实时监测和记录自身的生理指标增加他们的工作负担。

（四）RBRVS法

在20世纪90年代，美国哈佛大学开创性地研究出一种全新的医疗服务薪酬支付系统，即RBRVS（Resource-Based Relative Value Scale，以资源为基础的相对价值）评估系统。该系统的基本理念是将卫生服务提供过程中所需的各类资源投入，物化为相对价值用以支付医师劳务费用。RBRVS 评估体系的主要组成部分包括医生工作量、医疗成本、治疗失当保险费以及成为合格临床医生所需的学习培训成本等。20 世纪 90 年代后，美国的老年医疗保险 Medicare（65 岁以上老人和残障人士支付急性的医疗护理费用）和低收入者医疗补助计划 Medicaid（为一些老人提供长期护理福利，仅适用于贫困家庭）项目的全面实行基于 RBRVS 的工作量测量方法，同时美国成立了专业委员会，负责对医疗操作项目和 RVUs 值（相对价值单位）进行定期的修订和编制。RBRVS 法的引入标志着医疗服务质量评估体系的重大进步，通过将医疗服务中所需的资源衡量和物化为相对价值，其最初认为医师提供卫生服务的成本可以分为医师工作量（工作时间、劳动强度、风险等）、服务成本投入（直接成本、间接成本）以及分期偿还医师所接受的专业培训教育成本三个方面，而医师所获得的收入应由其提供医疗服务所用的这三项资源价值成本来决定，把医师的工作量、服务成本和所受专业培训的机会成本作为资源消耗因素，测算出医师每次服务的相对值，客观地计算出医师的劳务报酬，建立基于相关影响因素下的不同医疗卫生服务项目"相对价值"的量化标准。RBRVS 法在一定程度上相对更准确地反映医生工作的实际投入，从而为医务人员提供公正和合理的薪酬，并且可以激励医生提供更高效的医疗服务，有效规避了传统的收支结余薪酬分配方法因过度强调医务人员的创收作用带来的大处方、过度检查等众多问题。然而，RBRVS 法的使用也面临着一些挑战。比如单纯考量不同医疗服务项目的相对价值，忽略了不同医师处置相同医疗服务能力上的差异；该评估方法难以全面而准确地反映医疗服务的质量。总体而言，RBRVS 法的推行为医务工作者提供了一种公正的薪酬评估方法，并在一定程度上推动了医疗服务的效率提升。

二、国内常见的工作量测算方法

（一）以操作次数确定工作量

使用病程记录次数作为评价工作量的依据。这种方法易操作、具有一定的可行性，但局限性明显。首先仅依靠操作次数来确定工作量难以全面评价医疗工作者的实际工作投入，无法考虑到项目操作中的时间、技术含量、压力、风险等其他重要因素。其次，这种评价方法忽略了实际各项医疗服务的复杂性。

（二）计数基础上的赋分法

韩青等人根据儿科护理人员的技术及责任大小确定标准化分值，基于操作的次数进行评分，是一种相对简单而直观的工作量评估方法。例如，穿刺一次得 1.5 分，皮试一次得 0.8 分等。这种方法的优点在于易于操作和理解，让医疗机构可以直观地对不同操作的工作量进行评估，并据此制定相应的工作量标准。同样该方法对其他影响工作量的重要参数比如技术难度、时间消耗以及患者病情的复杂程度缺乏系统性评估，并未在简单的赋分中得到充分考虑。

(三) 计时法

作为一种简单易懂、节约考核成本的工作量评估方法，该方法能够提供一种直观的方式来确定工作的投入，特别是在一些较为简单的工作场景中。然而，同上述两种方式一样，医疗机构实际工作中的压力和风险也是决定工作量的重要因素之一，在医疗环境中，医护人员在处理复杂病例或急救情况时可能会承受较大的心理压力。此外，面对传染病、手术等情况时，医务人员可能面临更高的风险，这些因素都会对工作量产生实质性影响。仅考虑时间，难以权衡实际医疗工作的复杂性。

(四) 德尔菲法

德尔菲法是一种通过专家讨论来达成共识的方法，广泛用于制定政策、评估风险或解决其他具有复杂性和不确定性的问题。在工作量评估中，德尔菲法的应用旨在结合专家意见，以多个维度来确定每项工作的分值。例如，某机构将各级评价指标重要性采用五分法，即很重要（10分）、较重要（8分）、一般重要（6分）、不重要（4分）、很不重要（2分）；可操作性采用六分法，即很好（10分）、好（8分）、比较好（6分）、一般（4分）、不重要（2分）、很不重要（0分）；再根据熟悉程度量化为0~1的值。根据专家评估的结果，综合考虑每项工作业务所需的时间、复杂程度、重要性、风险系数、心理压力等因素，并据此确定不同维度的分值，通过多轮的专家讨论和信息回收，最终形成标准化的工作量评估工具。这种方法的优势在于能够充分考量影响工作量的各种因素，其标准化流程提高了评估的全面性和准确性，德尔菲法往往在其他工作量测定系数时得到应用。

(五) 标准化工作量测量（当量法）

标准化工作量测量工具被广泛应用于建立机构内部以工作量为基础的绩效奖金分配模式，其基本概念为对业务劳动的价格和价值进行非货币形式的、间接的计量和统计，以实现精细管理和运营。其优势在于简化医疗卫生服务量测算的复杂性和特殊性，使各项服务之间具有良好的可比性。其基本思路是确定一个可参照的标准化工作量，如一次医疗门诊记录为1个标准工作量，而其他不同类型的工作项目如基础医疗类、公共卫生类、综合管理类等具体项目，则通过对常见工作参数如工作时间、技术难度、风险程度等进行一定的综合评估并进行系数换算，得到相应的工作量分值。例如熊巨洋等人在2007年提出标准化服务量法，其计算的1个标准服务量是指具有执业医师（或助理执业医师）资格的医务人员，利用其卫生专业知识、技能和设备，从群众健康需要出发，一次性向顾客提供工作时间为15分钟的、顾客基本满意的卫生服务。这种标准化工作量测量工具在机构内部的应用具有多重优势。首先，它建立了一个相对客观的工作量评估标准，使得对医护人员的工作量更加量化，提高了评判的公平性。其次，利用这种工作量测量工具，机构能够更有效地将绩效奖金分配给工作量更大或工作表现更为杰出的人员，有助于激励人员提高工作效率和服务质量。2015年上海市颁布的《上海市社区卫生服务中心基本项目标化工作量指导标准》为标准化工作量法在国内基层卫生领域早期的实际应用。标准化工作量（当量法）方法的应用流程通常包括以下步骤：

1. 确定标准参数

首先，将工作分为不同类别，比如基本诊疗类、健康管理类、医技检验类、公共卫生类等。针对每类工作，确定标准参数，主要的参考因素为时间消耗、劳动强度、技术难度、风险程度等。如基本医疗服务项目中以一次普通门诊作为 1 个标准工作量，公共卫生服务项目中建立一份健康档案作为 1 个标准工作量。

2. 制定参照标准

对于每一类别的工作，建立参照标准，比如设定一次日常全科门诊服务耗时 10 分钟、技术难度 50%、风险程度 60% 等。

3. 计算系数或权重

利用德尔菲法和（或）对应的模型算法，如层次分析法等，对标准参数进行加权或计算系数，反映实际工作的复杂性和风险程度。

4. 评价测算结果

对测算结果进行评价，通过引入权重或系数计算工作量，更加全面和准确地反映医务人员的实际工作投入。

有学者认为在基层医疗机构用好标准化工作量需要明确以下七个重要参数：参数 1，社区卫生服务中心服务项目清单；参数 2，服务项目清单中各项目的标准化工作量取值（变量①）；参数 3，机构的标化工作量单价（变量②）；参数 4，各项目的项目发展力系数（变量③）；参数 5，各项目的科室/岗位发展力系数（变量④）；参数 6，基于发展力系数的各项目目标服务数量；参数 7，该项目的质量考核系数（变量⑤）。用这五个变量来计算执行某项目时实际发放的绩效额（实际发放绩效额＝①×②×③×④×⑤）。对于变量①，应基于循证证据的标准化服务流程建立，另外技术难度、风险系数等应该在机构内、部门间主观感觉尺度统一。变量②分母为机构内部标化工作量的总额，分子则是用于绩效分配的金额，可以包括机构医疗业务的收入、政府发放的各类补贴或员工发放的薪资结余等，不同的分子会产生不同的单价内涵。变量③仅单方面从项目自身特征进行更深层次的客观赋值，如考虑居民对项目的接受程度，是否有学科、机构特色，是否在成本效益上有优势等，赋值大小取决于项目本身。变量④主要取决于管理者根据实际情况为了达成分配的均衡性所分配的权重，如为了促进某重点工作任务的落实，在通过绩效沟通认同后分值有所提高；或是不同科室间出现了主观上难以认同的差异；或者某些特殊科室在某些项目中出现了明显的劣势，管理者出于倾斜或保护的目的进行综合考量后形成的调节系数。变量⑤用于确保或判断项目的操作与执行是否按照行业规定的标准流程进行，为工作质量参数。

标准化工作量法的应用为基层卫生机构提供了一种相对客观的工作量评估方法，是机构内部进行绩效管理的基础。这种方法的合理性和准确性受到工作实际情况和具体操作的影响，因此在实际应用中，需与医务人员深入沟通，不断调整和改进标准参数，以确保评估结果更贴近实际工作情况，达到绩效管理的目的。同时，要注意评估结果的时效性，确保标准化工作量法的应用与时俱进。

做好标化工作量的有关建议有以下几条：

一是强化信息化支撑：信息化在标化工作量绩效管理中扮演着重要的角色。通过建立信息化系统，可以减少管理人员对工作量信息收集、整理和核算的工作负担，提高精细化管理的效率。此举不仅有利于提升工作效率，还能提高数据的准确性和一致性，从而更好地支持绩效管理。

二是加强管理团队能力建设：实施标化工作量管理需要管理团队的协同合作和专业化能力。应加强管理者对团队的培训和能力建设，以提升他们在标化工作量管理方面的专业知识和能力，建立完善考核过程中的质量控制和有效的监督体系，不断提升考核人员的专业素质，确保管理团队能够更好地引领和应对变革。

三是项目个性化开发：在标准化体系框架下，探索项目个性化开发，能够更好地满足机构的个性化服务需求。在综合考虑不同类型项目特点的基础上，允许将特色服务项目纳入标化工作量分值的测算，从而实现项目的个性化调整。这有利于充分发挥各医疗机构的特色化服务，同时与未来的发展导向相契合。

第三节 家庭医生签约服务成本测算

2017年人力资源社会保障部、财政部、国家卫生计生委、国家中医药管理局发布了《关于开展公立医院薪酬制度改革试点工作的指导意见》（人社部发〔2017〕10号），提出"两个允许"的概念：允许医疗卫生机构突破现行事业单位工资调控水平，允许医疗服务收入扣除成本并按规定提取各项基金后主要用于人员奖励。为贯彻落实"两个允许"的要求，三部委联合印发《关于完善基层医疗卫生机构绩效工资政策保障家庭医生签约服务工作的通知》（人社部发〔2018〕17号），提出要统筹平衡与当地县区级公立医院绩效工资水平的关系，对基层医疗卫生机构的绩效工资总量和水平进行合理核定，扩大基层医疗卫生机构的内部分配自主权，基层医疗卫生机构可根据实际情况自行确定基础性绩效工资和奖励性绩效工资的比例。

基于"两个允许"的政策，国务院办公厅和人社部等部委先后下发《关于改革完善全科医生培养与使用激励机制的意见》等文件，提出"合理核定政府办基层医疗卫生机构绩效工资总量，提升基层医疗卫生机构全科医生工资水平""签约服务费作为家庭医生团队所在基层医疗卫生机构收入组成部分，可用于人员薪酬分配"等要求，进一步明确了签约服务费是家庭医生重要的薪酬组成部分，并强调"原则上应当将不低于70%的签约服务费用于家庭医生团队"。同时，上海、广东、浙江等地均已实施"签约服务费不纳入基层医疗卫生机构绩效工资总额"政策安排，更好地促进了家庭医生签约服务费用于家庭医生改善服务质量、提高服务价值的经济性激励作用。

成本是指特定会计主体为达到一定的经济目的而发生的以货币计量的生产过程中的资源消耗，是制定产品或服务价格的主要依据。成本控制则是利用科学的管理方式，对成本进行合理的预算、控制、决策及分析等，对资源进行优化配置，在保质保量的前提下，以最小的成本获得最大的效益。新的医疗卫生政策，提出了高质量发展，加强成本预算管理，提高服务效能，即所谓的降本增效。而所谓降本的前提是医院在进行成本管理的过程中对运营过程相关的资源消耗进行成本分析和测算，其本质要求是根据事前的成本预算、事中的成本控制以及事后的成本分析和考核来实现降本增效的管理目标。

医疗机构成本测算指通过对业务工作活动中所有的消耗进行分类管理和细化分配，并运用一定程序与方法来计算出总成本和单位成本的过程。科学的成本核算在实现医疗服务合理定价、优化医院资源配置、加强医院内部管理、提高医院运行效率中发挥重要作用，不仅对于绩效评估和奖金分配至关重要，还有助于提升整体管理决策和资源分配的科学性。医疗机构常见的成本核算方法按核算对象常见有综合法、项目法和病种法等。综合法主要以单位内部各部门及科室作为基本单位，测算其成本，通过对各个部门和科室的成本进行核算，通常将不同科室如行政科室、医疗辅助科室、医技类科室不同种类成本按规则最终分摊到主要业务科室。项目法以医疗卫生服务项目作为基本的核算单位，通过对不同医疗服务项目的成本进行核算和细化分配，从而评估不同项目的成本和效益。病种法主要以病种划分，测算治疗某种疾病所发生的所有成本，这有助于医院更深入地了解不同病种治疗的成本状况，为决策提供数据支持。如目前实现的疾病诊断相关分组（Diagnosis Related Groups，DRGs）定额预期支付制，其将治疗的疾病与所发生的费用消耗相结合，计算出每个组别疾病的费用，根据规定的费用向医院提供补偿，目前已成为我国医疗保险支付制度中的一项重要拨款方式。精细化成本核算有助于控制成本提高资源利用率，提高机构运行的效率和质量，为医疗机构提供更优质的绩效管理和决策支持。

新一轮医疗卫生体制改革以来，公立医院和基层医疗机构改变了以药品收入为主的补偿方式。针对新医改对成本管理带来的挑战，医疗机构需要构建成本精细化管理体系，对医疗项目进行精确的成本核算，以应对新的医保结算制度和药品加成取缔的影响。精细化成本核算，着重推动对医疗项目的精细化成本核算，以了解每项医疗服务的实际成本。这种方法使医疗机构更全面地了解各项医疗服务的盈亏情况，为制定合理的报价和决策提供支持。作为公益一类性质的基层医疗机构，需要在追求效益的同时承担社会职责。在成本核算方面，除了测算机构所提供服务的成本外，还需要考虑社会成本。然而，与企业成本核算体系相比，目前医院会计制度和财务制度可能还难以满足其需要。成本核算要求医院中各部门之间相互协作，但在实际中，因管理人员对成本核算意识淡薄，以及在设计各机构职责时未考虑成本核算理念，导致部门协调不力。对于基层医疗机构的家庭医生签约服务，测算各项服务项目的直接及间接成本，能够为各项服务或服务包的合理定价和成本补偿提供依据。另外，科学测算基本公共卫生服务的成本，也帮助明确纳入家庭医生签约服务包中的内容和相应经费额度。

近年来，我国学者在考察社区卫生服务项目的成本核算方面，主要采用了作业成本法、当量法等方法。这些方法旨在研究社区卫生服务项目的基本人力消耗、耗时、技术难度和风险程度，以测算社区卫生服务的工作成本价值。当前，基层医疗机构成本核算涉及诸多条目，包括管理费用、固定资产费用、人力成本费用、其他成本费用等。如在《医疗服务项目成本核算方法》中，以公立医院为例将医疗服务成本划分为六大类：固定资产折旧、劳务费、业务费、公务费、低值易耗品以及医疗材料。在《医疗服务成本及价格体系研究》中则将医院医疗服务成本分为与劳务相关费用、与材料有关费用、与设备等有关费用、水电费及其他费用。在国家发改委和原卫生部于2001年联合印发的《医疗服务项目成本分摊测算办法》中医疗成本包括工资、补助工资、其他工资、职工福利费、社会保障费、公务费、卫生材料、其他材料、低值易耗品、业务费、购置费、修缮费、租赁费及其他费用共十四类项目。成本核算方法种类繁多，通过查阅文献，对以下常见的成本核算方法做简单介绍。

一、完全成本核算法

该方法是一种传统的成本核算方法，包括直接成本（如直接的医用耗材和人员的直接劳动成本）以及间接成本（如医疗设备的折旧、管理费用等）。一般将生产服务过程中发生的各类成本费用分为直接费用和间接费用。首先将一般医疗服务成本向各成本中心统一归集，包括直接成本和间接成本；然后对成本进行分配，将其中的间接成本总额分配到每一个直接成本中心，并与直接成本中心中的待摊成本相加，得到待摊总成本；最后将待摊总成本分配到每一个医疗服务项目中，再加上一例服务项目直接消耗的直接医用耗材成本、设备折旧成本即得到某服务项目的成本。完全成本核算法在国内的应用案例是2001年8月全国推广应用的山东医科大学刘兴柱教授课题组研制的医疗服务项目成本测算方法。基本步骤分为四步。

（一）计算医院总成本

医院总成本包括医疗服务成本与药品经营成本。根据《医院会计制度》关于支出项目的规定，将医疗成本分为工资、补助工资等十四类；药品经营成本除十类成本外，还包括药品成本和原材料成本。

（二）测算不同科室成本

在得到医疗服务总成本后，将成本分摊到各医疗科室。医疗科室分为直接成本科室和间接成本科室。直接成本科室为直接产出医疗服务项目的科室，包括临床和医疗技术两类科室；间接成本科室不直接产出医疗服务项，主要指医疗辅助科室。

（三）测算直接成本科室的总成本

为了测算医疗服务项目成本，将间接成本科室的成本分摊到直接成本科室，得到各直接成本科室的总成本。

（四）测算医疗服务项目成本

通过前面的成本分摊，得到了涵盖医疗服务项目的直接成本科室的总成本，扣除另收耗材成本后，采用成本当量（点数）法将科室成本分摊到各医疗服务项目上。医疗服务项目成本当量指科室各医疗服务项目之间的比价关系，该点数通过专题调查，由专家根据项目技术难易及物资消耗等情况进行判断获得。

传统的完全成本法以数量作为成本动因基础，有明显的局限性。首先，该核算方法非生产性费用都视为期间费用进行分摊，未考虑费用发生的合理性问题；其次，辅助生产部门所产生的费用都视为间接成本进行平均分摊，忽视了实际生产过程中对资源的真实消耗与实际费用的配比情况；最后，该核算方法对于间接费用占比大、产品种类繁多、工序复杂的企业或机构无法提供准确的成本信息。

二、变动成本核算法

该方法是一种以成本形态分析为前提的医疗服务成本核算方法，强调只核算医疗服务过程中发生的变动成本，固定成本则作为期间费用计入当期损益表，在服务收入中扣除。这一方法特别强调医疗卫生服务中的固定成本（如场地、设备）是为医疗卫生服务提供一定的服务运营条件而产生的成本。这些成本与医疗项目的实施无直接关系，并且不随项目数量变化。因此，其效益不应延迟到不同的会计期，而应当期列入收益表，用以减除本期收益的贡献项目。举例来说，医疗机构在保持一定床位的情况下，固定资产和设备折旧费等费用可作为固定成本不予考虑，而应该考虑工资、耗材、器械等费用，并将药品成本、技术成本等纳入变动成本的合计，以此作为收治特定疾病患者的盈亏临界值。这种核算方法的优势在于医疗项目成本不受固定成本的影响，主要取决于各项变动费用支出。这有助于将固定成本与变动成本指标分解落实给各责任单位，进而有利于区分责任并调动不同部门和科室对成本控制的积极性。这一方法引导了医疗机构更加准确地分析成本结构，帮助管理者区分固定成本与变动成本，从而更好地制定成本控制策略，推动管理水平的持续提升。

三、成本比例系数法

该方法是自上而下归集各科室的成本，以单个医疗项目的收入占当期收入的比重作为分配比例系数，将临床类、医技类科室的科室总成本按分配系数向各医疗服务项目进行分配的过程。公式模型如下。

（一）计算服务项目分摊系数

某医疗服务项目分摊系数＝该项目医疗收入÷（科室医疗收入－单独收费卫生材料收入－药品收入）

(二) 计算医疗服务项目总成本

医疗服务项目总成本＝医疗服务项目分摊系数×（科室分摊成本－单独收费卫生材料成本－药品费）

(三) 计算单项医疗服务项目成本

单项医疗服务项目成本＝医疗服务项目总成本÷医疗服务项目当期服务量

这种成本比例系数法有其优势，简单易操作、易于推广，并能够快速计算大量医疗项目，从而节省人力和时间成本。然而，这种方法也存在一些不足。首先，由于未充分考虑不同项目的实际成本产生过程，可能导致分摊结果与实际情况存在较大差异，进而高估一些成本低但服务次数较多的医疗项目或者低估一些成本高但服务次数较少的医疗项目。另外，这种方法未能提供对成本产生原因的追溯，也无法为成本管理提供必要的数据支持。成本比例系数法更适用于提供简单医疗辅助服务的科室或者业务单一的医疗机构，选择采用这种方法需要权衡其简易性和实际应用中可能出现的误差，以确保医疗机构的成本核算能够更符合实际情况，为管理和决策提供更准确的数据支持。

四、成本当量（点数）法

该方法先核算医院各科室的成本，再以科室为单位确定本科室各医疗服务项目的成本当量系数，最后按成本当量系数分配科室成本到医疗服务项目，计算出项目成本。一般步骤如下。

(一) 确定科室内各医疗服务项目的成本当量系数

确定科室中一个医疗服务项目为基本当量项目，其各项成本当量系数为1。以各医疗项目单位服务量的各成本要素（占用的人力、房屋设备、所需的操作时间、材料消耗及其他费用情况、消耗的作业等）与基本项目的各成本要素进行比较，分别确定各项目的成本当量系数。

(二) 明确成本科室，计算科室项目成本当量总值

某科室项目成本当量总值＝$\sum$（该科室各服务项目成本当量系数×该项目本期服务量）

(三) 计算该科室成本当量系数的单位成本

成本当量系数的单位成本＝该科室当期总成本÷科室项目成本当量总值

(四) 计算项目总成本和单位成本

某项目单位成本＝成本当量系数的单位成本×该项目成本当量系数

某项目总成本＝该项目单位成本×该项目当期服务量

当量法核算成本的重点在于确定各医疗项目的成本当量系数。由各个要素构成，一般包括以下几个要素：

人力当量成本计算：一般指人力消耗及工作量，即进行的服务对医务人员工种组合要

求和最低职称要求，工作量包括所需投入的总人力时、操作技术难度、风险程度系数等。

折旧当量成本计算：参考科室各设备配置、价值、使用年限、业务用房面积、单位工作量所需的时间等因素。

耗材当量成本计算：根据各服务项目消耗的材料、药品的实际情况计算。

其他当量成本计算：包括日常消耗、分摊的辅助费用及管理费用等。

分项成本当量系数法按不同的成本项目分别确定成本当量系数，考虑了各医疗服务项目成本结构的差异，准确性较高，但由于需分项确定成本当量系数，工作量较大，且对新增服务项目成本核算不够灵活，一般适用于医疗服务项目品种较少且各项目间成本结构差异较大的科室。

五、作业成本法

作业成本法（Activity-Based Costing，ABC）是一种间接分配费用的方法，作业成本核算以资源花费的实际用途为核心，通过将医疗服务分为若干个相对独立的作业来确定成本。在作业成本法下，成本动因包含资源动因和作业动因两方面，资源动因是作业过程中各项资源消耗的缘由和渠道，作业动因是各项作业被最终产品所耗费的缘由和渠道。该方法利用产生成本消耗的作业活动与不同类型成本的联系（即资源动因），将费用成本按一定的占比分摊到作业中，得到作业成本；接着根据各服务或项目活动在不同作业中所消耗的成本的方式（即作业动因），确定成本分配的数量关系，将作业成本分配到相应服务或项目中。这个过程即作业消耗资源——产品消耗作业以及生产导致作业——作业导致成本。该方法最初由芝加哥大学 Robin Cooper 学者和哈佛大学 Robert S. Kaplan 教授提出，并于 20 世纪 90 年代开始应用于医疗服务行业。该方法的主要步骤如下。

（一）明确作业、划分作业中心

通过深入了解工作流程进行作业分析，并在此基础上确认并划分作业中心。

（二）核算资源消耗

按照资源的动因将资源费用归入作业成本库，通过对作业过程中消耗的各类资源种类和各种成本要素（如工作量、工作时间、设备折旧等）进行确认，合理选择恰当的资源动因并根据一系列分配比例分摊到各项作业中，以此形成作业成本库。

（三）基于作业动因分配

按照作业动因将每个作业成本的价值分配给相应的产品或服务项目。

作业成本法与传统成本核算方法相比，成本计算对象有多层次性，拓宽了成本核算的范畴，突出了作业资源的成本转移过程，对成本费用进行归集能使整个成本核算更具科学性。但该方法也存在一定的局限性：成本动因的确定主要依靠专业核算人员的管理经验，具有一定的主观性，可能影响成本核算的精度；实施过程费用较高且实施周期较长，需要不同科室部门进行高效配合，前期投入较大、周期较长。

六、时间驱动作业成本法

2004年,卡普兰(Kaplan)和安德森(Anderson)提出了一种新的成本核算方法,称为时间驱动作业成本法(Time-Driven Activity-Based Costing,TDABC),又称估时作业成本法。相对于传统的作业成本法,该方法无须频繁深入地调查,核算过程更为简单准确,实施成本较低,更易于维护和更新模型。TDABC最显著的特征是将时间作为衡量资源消耗的指标和成本动因,利用时间度量生产能力和资源,将时间视为成本的主要动因,人或设备提供的技工处理产能被细分为理论产能、有效产能和闲置产能,其简化了传统作业成本法中成本归集分配的过程。其中,理论产能指在不考虑任意形态损耗的理想状态下,生产主体可以提供的最大生产力。而有效产能则是理论产能乘以有效工时率,一般情况下,根据经验有效工时率为80%~85%,也可以通过更科学的调查分析得出。有效工时率考虑了非生产时间,如休息、培训、会议等,即工作时间中实际用于生产的比例。闲置产能指有效资源产出量和使用量之间的差异,用于分析各部门的资源实际利用率。TDABC的间接资源成本归集方法与传统作业成本法一样,先依据一定的标准将其分别归集成若干个作业中心,首先将资源成本库(Q)减去未能有效利用的产能成本,再除以资源成本库(Q)的有效工作时间以获得单位时间产能成本;下一步对于作业(P),通过计算所得的单位时间产能成本×估算作业(P)的单位时间数=该项作业的单位时间驱动作业成本;最终获得产品或服务的总时间驱动作业成本加上产品的直接资源成本得到产品或服务的总成本。其核算步骤通常如下。

(一) 合理预估单位时间产能成本

管理者常经统计或经验估算本部门提供资源的实际产能,用本部门的总成本除以员工总有效工时数,得到单位时间产能成本。

(二) 预估作业单位时间

通过询问、统计、评估等方式确定每项作业所需时间。

(三) 计算各项作业的单位时间驱动作业成本

某项作业的作业成本=单位时间产能成本×单位作业时间

(四) 分析报告成本

在了解各项作业的单位成本后,根据各项作业的实际工作量计算出产品的总时间驱动作业成本,计算所得的总成本与实际成本的差额即为未利用产能成本。方便管理者进一步对其产生原因进行合理分析并优化管理。

TDABC有很强的适应能力,当某个作业中心出现新的作业时,无须进行调查与计算,只需对新增作业的单位耗时作出估测即可。该方法的提出为成本管理提供了新的途径,可帮助各部门更准确地评估资源的实际利用情况,从而指导更有效的成本控制和资源配置。

尽管存在大量的成本核算方法和规范，基层医疗机构在进行成本核算时仍然面临挑战。对于社区卫生服务项目的成本核算，需要综合考虑其特殊性，并适应其具体需求，以便更准确地反映服务项目的成本和价值。基层医疗机构应积极探索，进一步完善医疗卫生服务项目的成本核算方法，确保其更好地满足实际需求和管理决策的需要。

第四节 家庭医生签约服务内部绩效管理案例介绍

近年来，基层医疗机构绩效管理模式多样，常见的有包干制模式、单服务项目费用模式、保薪模式及保薪＋额外奖励模式。我国现阶段健康需求参差不齐、医疗机构自律性较差，有学者建议采用保薪＋额外奖励绩效管理模式，将绩效工资分为基础性绩效工资与奖励性绩效工资，基础性绩效工资与岗位任务挂钩、奖励性绩效工资与业绩挂钩，基础性绩效工资按岗位考核成绩上下浮动，奖励性绩效工资按业绩大小上下浮动，做到岗位任务考核和业绩考核并重、数量考核和质量考核并重。该管理模式一方面对服务质量同样起到管理作用，保持基层医疗机构的公益性；另一方面，提高工作积极性，避免"吃大锅饭"和"养懒人"的情况。以下对某社区内部绩效管理方案流程机制进行介绍。

一、岗位设置

基于"综合、连续"的服务理念，采用"服务流程"为主设置岗位，如诊前服务、全科服务门诊、护理及辅助部分等。

基于"专科化服务"，则按专科系列分出不同门诊岗位。

二、岗位人数计算

岗位人数＝岗位负荷量÷每位工作人员每年所能完成的工作负荷量。其中"岗位负荷量"为"该岗位预计年总服务人次"。

医疗方面需考虑"两周发病率"、附近居民就医习惯、政策引导、社区医疗资源等。

公共卫生方面，需要考虑社区人口结构特点、社区主要健康问题、公共卫生目标（特别是公共卫生的强制性要求）等因素。

工作人员每年所能完成的工作负荷量（1名工作人员1年能提供多少人次的该岗位服务）＝1名岗位人员1年中的工作时间÷单人次服务时间。

需要考虑全科医师参加工作会议、培训、学术活动的时间，根据相关强制性培训要求以及实际工作情况，这部分任务占用了全科医师的比例（百分比），即工作人员工作时间除去这部分比例的时间用于实际工作。

三、岗位人员工作目标的设置与计算

基本管理目标包括法律法规、医德医风、考勤、机构管理等，采用"一票否决"和"分级设定"（违反1次、2次、3次等）按等级设置，或采用"月度、季度、年度考核达标情况"。

工作数量目标：1名医生的年度工作数量目标（平均）＝该岗位的年度数量目标÷从事该岗位/项目的医生数。

当1名医生年度工作数量目标（平均）＞1.2×工作人员年度平均标准工作量时，表明该岗位配备人员不足，需要增加人员，否则将出现服务质量下降。

工作质量指标设"重点指标""一票否决指标""等级评价指标"，对于指标的评价分别设以"优秀""优良""达标""基本达标""不达标"（同时对于不达标者分A、B、C、D、E 5级）。"一票否决"共10个级别并设置具体的等级评估细则，分别设以不同的质量系数：优秀1.2、优良1.1、达标1.0、基本达标0.8、不达标A级0.7、不达标B级0.6、不达标C级0.5、不达标D级0.4、不达标E级0.1～0.3、一票否决0。

年目标与每月目标的设定：机构内部的绩效考核往往是"以月为单位"和"年终综合"的方式，1年的工作数量目标需要在每月中进行分摊，而医疗卫生服务受人文习俗、季节性影响较明显。每月分摊额度应相应调整。

四、岗位的绩效考核

奖励目标线（基本线或激励线）指在完成基本目标后，提倡多劳多得和主动奉献，一般奖励目标线设置在基本目标值（岗位个人在考核时间单位下，通常为年的标准工作当量）的1.0以上、1.2以下。

限制线：为了避免工作人员为了单方面追求效率和数量，或为了达到单方面经济利益而以牺牲医疗质量和医疗安全为代价，或因过度追求利益而牺牲个人休息时间，而导致服务质量下降的情况，一般为1.2倍基本目标值或以下。超过限制线以限制线标准当量计算。同时设置"加重处罚条件"，如因片面追求效率而出现医疗差错或责任事故的，高于同条件下的正常处罚额度。

管理调控系数：对于操作难度大、较薄弱或本年度需要重点强化的项目，在标准工作当量基础上乘以"管理调控系数"，比如在夏天的产后访视×2.0的管理调控系数，反映实际工作变化。对于需要弱化的项目，设置＜1.0的管理调控系数进行调整。

五、设置绩效分配标准和综合绩效考核评价

根据项目成本、补助经费分配以及绩效工资分配额度，设置合理的绩效分配标准。每个"标准工作当量"对应经费值＝项目经费÷项目工作目标数量×可分配系数。可分配系数一般在0.85～0.90之间，剩余部分根据实际情况预留，可作为法定休假人员休假期间

的平均奖励或年终奖励。

综合质量评价：① 已经达到基本工作量目标，工作数量（标准当量数）×工作项目质量评价系数（0~1.2）；② 未达到基本工作量目标，工作数量（标准当量数）×工作完成度×工作项目质量评价系数（0~1.2）；③ 法定休假期间，根据每月的预留额度给予绩效工资，一般给予平均值。

六、人员绩效与绩效待遇计算

人员绩效待遇通过以下方式进行计算：

"基本线"和"激励线"作为奖励性绩效工资的参考线，"封顶线"作为月绩效额的封顶值，超出部分不纳入月绩效，但在没有出现"一票否决"情况下，可纳入全年绩效目标的计算。

某人员的年待遇＝∑（每月待遇）＋年终奖励。

某人员每月待遇＝岗位月基本工资＋月绩效工资＋W（W 为其他法定待遇的固定项目）。

某人员的年终奖励＝（绩效工资预留余额＋拨款奖励额＋其他奖励项）÷机构人数×该人员全年完成目标等级系数。

第五节 其他医疗机构绩效管理方法

一、平衡计分卡

平衡计分卡（Balanced Score Card，BSC）是 20 世纪 90 年代初由美国哈佛商学院教授 Robert Kaplan 和复兴全球战略集团的总裁 David Norton 共同提出的一种新型绩效管理理念。平衡计分卡改变了从传统单一的财务维度对组织进行绩效考核的方法，建立了一个基本框架，使组织从财务、客户、内部运营、学习与成长四个维度全面地进行战略设计，并将战略转化为具体可操作的衡量指标和目标值，对不同时段的实现状况进行考核。在综合性医疗机构中，BSC 作为较常见的绩效考核方式，其尝试将医疗机构的内部运营、医务工作者学习成长、财务管理和患者满意度等因素作为考核方面，通过建立合理的权重指标分布评价体系，提升对医务工作者的全面考核水平。BSC 突破了传统的以财务指标为核心的绩效考核所带有的单一性和滞后性，使绩效管理的视角不仅关注过往的成果也关注未来的发展。另外，BSC 由于增加了对学习成长的关注，促进医务人员本身建立学习意识，长期思维下学习会不断提升个人的专业能力素质。法国、美国、澳大利亚等建立了较为完善的继续教育管理制度和资格再认证制度，对全科医生进行定期培训、更新知识，保证全科医生的服务水平。平衡计分卡虽然有助于从长远战略角度出发进行全面考量，但其涉及的指标因素众多，故对从属于公益一类性质的特别是非大型的医疗服务机构造成了较大的考核负担。

二、本土化的 RBRVS 法

除平衡计分卡外，本土化的 RBRVS 法（以资源为基础的相对价值比率）由于其进行绩效考核和奖金分配主要依据了医务人员不同岗位性质的工作量，符合新医改和国家政策导向需要，因此在越来越多的医院得到推广使用。前文已对 RBRVS 法进行了详细介绍，具体来说 RBRVS 法将院内点值全部转化成 RBRVS 点值，通过 RBRVS 点值评估医务人员绩效操作，既有美国原始的 RBRVS 点值情况，也有本土翻译后的点值，还有当前国家卫健委推行的 CCHI（Chinese Classification of Health Interventions）体系点值，方便医院直接使用，进行绩效评价。但该方法绩效薪酬考评分配与工作量挂钩，未考虑科室是否有收支结余，单纯以不同医疗服务项目的相对价值为基础，忽略疾病的风险、复杂程度及不同医生的能力差异，项目内涵与项目比对复杂，实施成本较高，与当前医保支付冲突，且存在点值如何本土化问题。对于上述 RBRVS 法存在的问题，有机构将 "RBRVS/CCHI/工分制点数" 结合 "DRG""BSC/KPI/MBO" 综合制作医院绩效模型，以在绩效评价中有不同的侧重。KPI（关键绩效指标）有助于分解战略目标，推动战略目标的实现，量化管理，考评客观，有助于个人目标与组织目标协调一致。但指标考评标准制定难度大、难以量化，考评弹性小、容易形式化、机械化，不适合绩效周期较长的岗位。

三、目标管理法

目标管理法（Management by Objective，MBO）其优点在于易操作，考评成本较低，短期效果明显，强调"目标管理和自我控制"，营造充分沟通的文化，满足实现自我的需要。但其容易过分注重结果而忽略过程控制，不利于统一的战略目标和部门的协调，考评结果不能客观地反映各部门绩效差异，不能很好地为奖惩晋升提供决策依据。

第七章

健康教育理论在家庭医生签约服务中的应用

健康教育是在调查研究的基础上，采用健康信息传播和行为干预等主要干预措施，帮助人群或个体自觉采纳有益于健康的行为和生活方式的系统性社会活动。健康教育的主要任务有：提倡文明、健康、科学的生活方式，通过教育引导人们形成健康的生活习惯和行为模式。提高健康知识普及率与卫生行为形成率，通过教育建立或促进个人或社会对预防疾病和保持自身健康的责任感，促使人们自愿地采纳健康行为。增强卫生知识、提高自身保健能力，通过教育帮助个人、家庭和社区理解和认识哪些行为有利于健康、哪些行为有害于健康，促进和加强有助于健康的自觉行为。通过教育了解心理卫生知识，提高自我心理素质。增强促进健康的责任感，通过教育增强个人和社会对促进健康的责任感。这些任务共同构成了健康教育的基本框架，旨在提高人们的健康意识和自我保健能力，促进健康的生活方式和行为习惯的形成，从而提高全民族的健康水平和生活质量。

而家庭医生开展的签约服务，围绕居民的健康需求，开展健康管理和疾病诊疗行为。从基础性的个体化的指导教育，到群体性的健康宣传教育，不断推动健康促进政策落地；从为居民开具膳食与运动处方，到引导居民养成健康生活方式，预防疾病的发生，旨在促进人群的健康水平。因此在服务的过程中，充分掌握健康教育的理论及技能，将取得事半功倍的效果。

第一节 健康教育行为理论与方法

前述家庭医生签约服务章节，分析了家庭医生签约服务的核心问题，主要涉及三个主体：协调主体、服务提供者和服务接受者。而服务的效果及效能，最终取决于在协调主体的宏观控制中服务提供者与接受者发生的供需关系，如供需匹配，则服务需求得到满足，取得高满意度，产出良性的结果。在此过程中，服务提供方和服务的接受方之间的互动行为决定了后续的效果，因此健康教育行为理论研究签约服务供需主体的行为，促进系列行为的形成。

行为是受思想支配而表现出来的外在活动，行为有"好"与"坏"的区分，健康行为是人类行为的一种类型。健康教育行为理论基于心理学、社会学、传播学等学科，是理解健康行为的基础，其目的是促使干预对象形成目标行为。

行为改变的主要理论基础是巴甫洛夫（Pavlov）首创的条件反射理论，桑代克（Thorndike）、赫尔（Hearl）及斯金纳（Skinner）所创立的操作性条件反射理论，以及20世纪60年代末期由班杜拉（Bandura）等人提出的社会学习理论。

一、行为主义理论

行为主义理论强调行为主要由环境决定，个体之间的行为差异可以解释为每个人对环境刺激独特的条件反射模式。

(一) 经典条件反射理论

首先提出条件反射概念的是俄国著名生理学家巴甫洛夫（Pavlov）。巴甫洛夫（Pavlov）通过实验认为引起机体反射行为的刺激有两种：一种是由先天遗传因素决定的，能自然引发反射，称为无条件刺激，由无条件刺激引发的反应，称为非条件反射，如给予食物便引起唾液分泌。另一种是伴随着无条件刺激施加的，最终也能单独引起反射的刺激，但必须要与无条件刺激反复结合，才能发生这种现象，这叫做条件刺激，如在通常情况下，铃声并不能刺激唾液分泌，但如果反复在铃声响起后给动物喂食，久而久之，单独的铃声刺激就可以使动物分泌唾液。由条件刺激所激发的反射活动称为条件反射。要在条件刺激和无条件刺激之间架起一个桥梁，其前提条件是条件刺激必须先于无条件刺激，这二者同时重复出现，它们之间的关联要合乎逻辑，条件刺激对行为者要有吸引力，无条件刺激要能给予生物的本能或突出的象征意义。

(二) 操作性条件反射理论

操作性条件反射理论是由美国行为主义心理学家斯金纳（Skinner）于20世纪30年代在经典条件反射的基础上创立的实验方法。他把一些小动物，如老鼠和鸽子放在实验箱（斯金纳箱）内，如果它们做出了合适的动作（如按了杠杆或啄了按键），就给它们食物。斯金纳（Skinner）把行为后出现的刺激结果对行为本身产生的强化称为奖励。斯金纳（Skinner）的实验表明：如果当行为反应出现时总能获得某种刺激结果，则个体可以逐渐学会对行为反应的操作，这就是操作条件作用。

(三) 行为主义理论在家医签约服务中的应用

在心理学的众多理论中，行为主义理论相对是最具有科学性的，在很长一段时间内都是心理学中的主要流派。采用行为主义理论指导的实验方法，可以影响个体或群体的行为。

在家庭医生签约服务中，对于家庭医生团队，可以利用及时的奖励行为来激励家庭医生提供签约服务及提升服务能力；对于行政部门，如果能够更清晰看到推动家医签约服务所获得的巨大社会效益，将会进一步强化政府的推动行为；对于接受服务的个人，如果能够切身感受到家庭医生签约服务给自身和家庭带来的便利性、有效性等，就一定能强化他们的主动签约和续签行为。

二、社会学习理论

现代条件刺激理论认为环境刺激和行为之间的关系不仅是一个反射活动，更是一个认知关联学习。班杜拉（Bandura）等学者延伸和拓展了斯金纳（Skinner）的研究，提出了社会学习理论，认为行为主义理论提出的环境对行为有影响，行为受奖励和惩罚等措施的影响，在此基础上，由于人的社会属性应更重视行为发生的自我调控作用。

(一) 罗德社会学习理论

1954年罗德（Rotter）提出了强调期望的社会学习理论，认为人的主观性等内部因素（如期望、认可等）改进了条件反射的原理。如果人们的某种行为得到了奖励，他们就会增加对这种行为再次获得奖励的期望，从而使这种行为再次发生的可能性增加。在此表征中，有些人倾向于相信自己的行为会得到奖励或惩罚，而另一些人对于自我行为的意识感不强。因此，罗德（Rotter）设计了控制源量表，用以测量人的行为控制归因差异。罗德社会学习理论认为自我主观内因在个体行为发生时，能增强或克制相关行为，称为内控性；而认为行为的发生，非自我控制的外部力量造成的则称为外控性。研究表明，内控性强的个体比外控性个体更加健康。主要的原因是内控性强的个体，认为自己的努力对健康是有用的，更倾向于采取某些内生性的行为措施来保持健康，如坚持锻炼、控制饮食等方面，内控性强的个体也易于成功。同样，在健康危险行为的矫正方面，内控性强的个体比外控性的个体，效果更佳。

(二) 班杜拉社会学习理论

班杜拉（Bandura）在行为主义理论的基础上，提出了更为复杂的理论，称为环境与自我调控因素交互决定论，认为行为是环境因素与自我调控因素（信念、期望等）互相作用的结果。如对于强化的解释，行为主义认为强化是相对自动的方式发生。而班杜拉（Bandura）认为强化原则上是信息和动机的作用，而不是机械地充当反应增强剂。奖励之所以起作用，是因为能够提供奖励后反馈的有用信息，为将来得到更好的反应提供了动机。显然这比行为主义者的观点更合理，如果行为仅仅由外部奖惩所决定，人们行为的随意性就会增大，犹如风向标一样，见风使舵。因此，班杜拉社会学习理论认为行为主要通过直接和间接观察社会情境中其他人的行为及其后果，然后进行模仿固化而成，实际上这是一个社会学习的过程。

(三) 社会学习理论在家医签约服务中的应用

社会学习理论更重视健康行为形成中的个体能动性，从社会学习理论中发展出的自我效能概念是指个体对自己在特定情境中完成某项任务的能力评估。研究表明自我效能与健康状态、健康行为都有密切的关系，高自我效能的个体改变危险健康行为的成功率更高。

所以在家庭医生签约服务中，将签约作为一个健康行为，分别提升协调主体、服务提供者、服务接受者三个行为主体的自我效能感，可以从心理范畴提升签约行为的主观能动性。

三、认知理论

认知是指人们对事物的认识和看法的集合过程。认知理论认为环境刺激不能直接导致健康行为的出现，须经过人们对刺激的理解和对行为的知觉，才会作出与知识或信息相对应的决策。不合理的认知会产生不合理的决策，卫生领域中，通过改变人们的认知观念，可以达到改变健康行为的目的。认知理论有不同的学派，但它们的共同点是强调认知过程在行为（决策）发生中的作用。

认知是一个非常复杂的过程，医生的责任不仅仅是给予信息刺激，更重要的是帮助人们转变行为。这需要理论的指导和借助于一定的技术。

如个体有不良饮食习惯，是因为他的认知判断认为"不干不净吃下去没病"。不想签约家庭医生是因为他认为"签约家庭医生都是虚的，没有啥用处"。因此，教育的关键是与教育对象充分沟通，努力发现并合理纠正个体的错误观念及切断形成过程，给予激励等助推行为，让个体发现问题症结并予以校正，建立和形成正确的认知。这也是"知—信—行"理论的理论基础。后续将通过具体章节充分论述认知理论及其目前主流的双系统理论，帮助更好地理解家庭医生签约服务。

四、人本主义理论

以马斯洛（Maslow）和罗杰斯（Rogers）为主要代表提出的人本主义理论，强调个人责任、自由意志和自我实现等对行为的主导作用。人类行为虽然受自身需求的驱动，但行为更是在主体意识支配下发生。人本主义理论认为需求是人类行为的驱动力。马斯洛（Maslow）提出人类的五个层次的需求，越是低级的需求，就越基本，越与动物的需要相似。越是高级的需求，就越为人类所特有。最低的需求为基本的生理需求，如对食物、水和睡眠的需求；在此上一层是安全需求，包括安全和对环境的控制；再上一层是爱和归属的需求，满足人们对温暖和人际关系的需求，并且受到亲情的激励；第四层为人格尊重的需求，是指为他人做出贡献后得到的尊重和认可；第五层是自我实现的需求，马斯洛（Maslow）认为自我实现就是充分发挥个体的潜能，更充分地认识、承认一个人的内在天性。通过个体的潜能、能力和天赋，完成使命（或召唤、命运、天命、天职），是个人内部不断趋于统一、整合或协同的过程。越是高级的需求就越与自我效能的高低相关，两者也会形成一个正循环，高级需求的满足能够提升自我效能感，进而更容易自我满足高级需求。

促使家医签约服务率的提升，对于签约服务涉及的三个重要主体，根据马斯洛（Maslow）的需要层次理论，需要激发各主体的需求侧重不同。对于协调主体（政府）和服务提供者（家庭医生团队）可以从其自我实现的需要和尊重的需要这两个层次来激发其工作热情；对于服务接受者，根据其需求层次不同，激发其相应的需求与家医签约相匹配，如对于慢病患者，可匹配其安全需要、孤寡老人的归属和照护的需要等。

第二节　个体行为理论及其应用

前一节讲述了一些健康教育中用到的基础性理论，在现实工作中是众多理论的融合应用的出发点。针对个体健康行为的形成，有以下几种常见理论。

一、"知—信—行"理论

"知—信—行"（Knowledge，Attitude，Belief，Practice，KABP 或 KAP）是在 20 世纪 60 年代所提出的行为理论模式。这一理论提出了知识、信念、态度和行为实施之间的递进关系模式，即知识→信念→态度→行为实施。这一理论认为知识是行为改变的基础，信念和态度是行为改变的动力。

这里的信念类似个人的认知，指个人对某种事物的观点和看法，是知识经过内化整合于自我系统的产物。态度指行为主体形成的对某种行为（决策）稳定的倾向或立场。中国传统的文化中，古人早已对类似的行为理论模式进行了思考与总结，如中国佛教中的"信愿行"和"戒定慧"。

从这个理论上就可以看出，如果把家医签约服务行为看做一个健康行为，那么形成这个健康行为，可以从知识的传播、个体的理解形成倾向性的态度，从而促进行为的决策。

二、健康信念模式

健康信念是人们对健康所持的理念。众多的研究表明，健康信念能较好地预测健康状况，具有良好健康信念的个体会更加注重自己的健康，会采取实际行动追求和保持自己的健康状况，避免不利于健康的行为和生活方式。因此，该模型认为健康信念决定着个体的健康行为，健康信念是人们改变行为、采取行动的关键。

20 世纪 50 年代美国公共卫生领域的一些社会心理学家为了解人们不愿参加结核病筛查项目的原因，通过调查分析发现人们去参与筛查的行为主要取决于两个互相影响的变量——知觉到易感性的信念和知觉到利益的信念。由此心理学家霍克巴姆（Hochbaum）等人首先提出健康信念模式（Health Belief Model，HBM），用于解释人们的预防保健行为的理论模式。其理论基础主要是前一节讲述的认知和行为相关理论。健康信念模式认为信念是个体某种行为的基础，个体如果具有与健康相关的信念，他们就会采纳健康行为，或改变过往的不良行为。具体来说，该模式的结构主要包括以下因素。

（一）知觉到威胁

对健康威胁的感知程度直接影响人们产生行为动机。个体对健康威胁的感知主要包括对后果易感性和严重性的感知两方面。

1. 知觉到易感性

知觉到易感性系指人们对行为健康后果危险性的主观知觉。一般而言，个体对急性的问题比较容易引起警觉，而对慢性持久性的问题则容易忽视。例如对新冠、禽流感等传染性疾病的感知度较高，倾向于采取戴口罩等防御性行为；而对于高血压等慢性病，重视程度不高，经常性忽视膳食与运动干预等行为的改变。

2. 知觉到严重性

知觉到严重性系指对行为健康后果的主观评价，包括健康后果（死亡、残疾、疼痛等）和社会后果（家庭关系、工作等）的影响程度的估计。人们的健康行为的采纳与保持，往往与对疾病后果严重性的知觉有关。

（二）知觉到行为效果

1. 知觉到益处

仅仅知晓不良行为后果的危害性和严重性是不够的，个体只有知觉到健康行为能够带来足够益处才会采取行动。如认识到家医签约服务的益处是更好地维护自己和家人的健康、节约医药开支和便利的服务可及性等，才能更好地促使需求方的签约行为。

2. 知觉到障碍

"凡事预则立，不预则废。"研究表明，对采取健康行为过程中存在的困难有足够的认识，才能从思想上和策略上充分准备，提高成功的把握。对家医签约服务过程中受众和服务提供者所遇到的困难考虑得越全面，越容易采取更有针对性的措施来提高签约率。

（三）自我效能

自我效能可以理解为是自信心，是个体对完成某个行为决策的能力、所持的信念。通常，健康行为属于慢性习得行为，是经长期反复强化而形成的习惯，改变非轻而易举，往往需要一个长期的过程，没有足够的信心难以成功。

（四）行为线索

行为线索指的是诱发健康行为发生的因素，是导致个体行为改变的推动力，包括任何与健康行为有关的促进个体行为改变的关键事件和暗示，包括内在和外在两方面。行为线索越多，权威性越高，个体采纳健康行为的可能性就越大。

依据健康信念理论模型，针对家医签约服务中三个行为主体，均可以采用其中相应的理论来提升家医签约服务的签约率和服务的有效性。

三、理性行动理论

理性行动理论（Theory of Reasoned Action，TRA）是由美国学者菲什拜因（Fishbein）于1967年提出的，认为个体的行为是在其主体意识支配下发生的，各种行为决策发生前要进行信息加工、分析和思考，一系列的理由决定了人们实施行为的动机，人们所认为的"合理性"是行为发生和维持的主要原因。该理论针对人的认知系统，阐明了行为信念、行为态度和主观规范之间的因果关系。理性行动理论认为行为意向是影响行为最直接的因素，目前已被广泛地用于对健康行为的识别和干预。其理论的假设是，人们的行为实施是以个体所认为的"合理"的思考为基础，外在各种因素提供了系列的动机，而个体的动机是行为实施的决定性因素。

理性行动理论已经在饮食行为、艾滋病预防行为、锻炼、吸烟、饮酒等健康行为研究中得到了成功的尝试和广泛的应用。该模型的基本理论框架如图7-1所示。

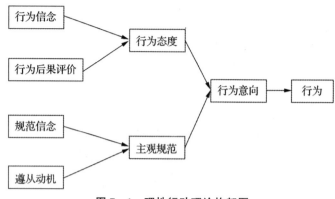

图 7-1　理性行动理论构架图

由图可见，行为由行为意向来决定，行为意向又由行为态度和主观规范来决定，行为态度由行为后果评价权重和行为信念所决定。如果个体对行为结果有乐观坚定的信念，其对行为会有良性倾向性的态度。同样，主体规范由遵从动机权重的规范信念所决定，如果对个体有影响的人认为其应该实行某项健康的行为决策，并且个体有满足他人期望的动机，预示着主观规范促成了行为态度。

模型中的行为信念是行为主体对目标行为结果的信念。行为结果评价是行为主体对行为所产生结果的评价。行为态度是行为主体对某种行为所存在的一般而稳定的倾向或立场，由每个行为信念乘以相应的结果评价之积的总和作为间接指标。规范信念是对行为主体有重要影响作用的人对其行为的期望。遵从动机是行为主体服从于这种期望的动机。主观规范是由他人的期望而使行为主体做出特定行为的倾向程度，由每个规范信念乘以相应遵从动机之积的总和作为间接指标。行为意向是行为趋向的意图，为做出行动之前的思想倾向和行动动机。该理论模型在家庭医生签约服务工作涉及的有关变量的测量（李斯特法），说明如下。

行为信念：不签约家庭医生服务会导致一些不方便社区就医的后果。① 极不可能；② 很不可能；③ 有些不可能；④ 有些可能；⑤ 很可能；⑥ 非常可能。

行为结果评价：家医签约可以提升就医服务质量。① 没有一点用处；② 有一些作用；③ 说不上；④ 有一定作用；⑤ 有较好的作用；⑥ 有很好的作用。

规范信念：您的好朋友或与您亲密的其他人认为是否需要签约家庭医生。① 根本不用；② 不用；③ 无所谓；④ 可以签约；⑤ 应该重视签约；⑥ 应该非常重视签约。

遵从动机：您对他们意见的态度。① 根本不想采纳；② 很不想采纳；③ 不太想采纳；④ 想采纳；⑤ 很想采纳；⑥ 非常想采纳。

行为意向：在未来一年中，您是否打算签约家庭医生服务？① 确定会；② 大概率会；③ 不确定会不会；④ 大概率不会；⑤ 确定不会。

四、阶段变化理论

由普罗查斯卡（Prochaska）和迪克莱门特（Diclemente）在 20 世纪 80 年代初提出阶

段变化理论模型（The Transtheoretical Model and Stages of Change，TTM），目前已成为国际上广泛应用的行为改变理论模型之一。由于它整合了若干个行为干预模型的基本原则和方法，故又称为行为分阶段转变交叉理论模型。

TTM的依据是：① 任何单一的理论无法解释行为干预的复杂性，应该使用综合理论模式来进行行为干预。② 行为改变并非一次性的，需跨越一系列的阶段。③ 行为变化的阶段既是稳定的又是可以改变的。④ 没有计划的干预，人们会停留在早期的行为阶段。⑤ 大多数高危险人群处于不准备改变的行为阶段。实践证明传统的行为干预方法极其有限，将一次性行动模式转变为阶段性行动模式对健康促进有很大影响。⑥ 有的行为改变应该是一个渐进的过程。⑦ 针对行为变化的特殊阶段，应用行为改变基本原则和方法有助于其在不同阶段过渡，TTM范式要求干预方法必须与变化阶段匹配。⑧ 慢性行为模式是由生物、社会和自我控制诸多因素综合形成，阶段匹配干预策略应重视自我控制。

TTM最初应用于吸烟行为的干预研究，逐步推广到更为广泛的领域，包括酒精和物质滥用、饮食行为、久坐的生活方式、艾滋病预防、遵从医嘱、非计划妊娠干预等行为问题的研究，对疾病行为及有关病症的研究也获得了令人满意的效果，在家庭医生签约服务中对于签约服务的行为主体也有借鉴之处。

（一）理论模型结构及成分

行为变化阶段、行为改变过程和模型的假设是TTM的核心部分，决策均衡和自我效能是TTM的强化部分。

1. 行为变化阶段

TTM模型认为，人的行为变化不是一次性的事件，而是一个渐进的和连续的过程，是由五个不同的阶段构成的过程，对于成瘾性行为来说，可能还有第六阶段。

（1）无打算阶段：在这一阶段个体没有改变行为的想法，通常测量时间段在未来六个月。个体之所以处于这一阶段是因为对自己的行为结果不知道或感知麻木，或个体已试图多次改变行为但最终失败而心灰意冷。这些人属于无动机群体，常会提出一些理由来对行为干预进行抵触、不愿意参加健康促进或治疗。传统的健康促进的方法则忽略了个体的特殊情况，所实施的方案针对性不强，效能低。

（2）打算阶段：处于这一阶段的个体打算改变行为，但却一直无任何行动和准备行动的迹象，通常测量的时间段在未来六个月。这时候他们会意识到改变行为的益处同时也会意识到改变行为的代价。改变带来的获益及改变付出的代价，两者博弈均衡，常使个体处于极度的矛盾之中，导致在很长时间内停留在这一阶段。如戒烟，个体一方面考虑戒烟会带来健康利益同时也担忧戒烟会影响社交。这一现象被称为慢性意图阶段或行为拖延现象。传统的方法同样也忽略了这一人群情况。

以上两个阶段合称为准备前阶段。

（3）准备阶段：处于这一阶段的人们倾向于在近期采取行动（通常测量时间段在未来

一个月内),有的在过去一年中已有所行动,如制定行动计划、参加健康课程、购买有关资料、寻求咨询、摸索自我改变方法等。

(4) 行动阶段:处于这一阶段的个体在过去(通常测量时间段在过去六个月内)已做出了行为改变。要强调的是这与传统的看法有区别,它只是五个阶段之一,不是所有的改变都称之为行动,行动应该有明确标准,如戒烟应为完全戒除。

(5) 维持阶段:处于这一阶段的个体保持已改变了的行为状态。减少诱惑和增加信心有利于保持这一状态。如果此阶段个体经不住诱惑或没有足够的信心和毅力,就可能返回到原来的行为状态,即进入终止阶段,这种现象称为复返。

以行为改变的阶段模式来解释家医签约行为可以使家庭医生团队和签约服务对象了解自己目前处于哪一个阶段,帮助签约主体双方了解每个阶段所应该面对和处理的问题。处于不同阶段的个体需求不同,应根据各阶段的特点和个体的需求采取不同的措施。

2. 行为改变过程

这是个体在改变行为的过程中所进行的一系列活动,也是个体从不同的行为变化阶段过渡的历程。共有10个步骤和方法,对行为干预具有良好的指导作用。

(1) 提高意识:包括提高对不良行为及其结果的感知、革除不良行为的获益和有关问题的认识,发现和学习改变行为的新的思路和方法等。此阶段中应用健康咨询、媒体宣传等办法有利于达到预期目标。

(2) 缓解紧张情绪:行为改变初期会出现一些负性情绪,研究证实减少负性情绪有利于行为矫正,这一策略在很多行为治疗的方法中都使用。心理剧、角色扮演、成功实例见证等都是可用的技术。

(3) 自我再评价:从认知和情感方面评估个体自己有无某种不良习惯带来的自我意象的差异。认识到行为改变对于个体形象的重要性。自我价值认定、健康角色模式和心理想象等技术有助于完成这一过程。

(4) 环境再评价:从认知和情感方面评估某些习惯对社会的影响,也包括个体对影响群体所起到的角色示范(良性或劣性)的感知。如吸烟对他人的影响及不吸烟对他人的行为示范。移情训练和家庭干预等方式可产生这样的效果。

(5) 自我决意:指在建立行动信念的基础上做出改变行为的承诺。选择重要的日子、当众许诺、有仪式感的承诺是重要的。

(6) 寻求帮助:为行为的改变寻求支持,包括家庭支持、同伴帮助、电话咨询等社会支持均为有效手段。

(7) 逆向制约:学习用健康的行为替代不健康的行为。

(8) 应变管理:适时地在一定的行为改变方向上提供结果强化。尽管应变管理也包括惩罚,但研究发现行为改变者主要依赖于奖励而不是惩罚。为健康的行为变化增加奖励和为不健康的行为减少奖励,因此行为契约是常用的策略。

(9) 刺激控制:去除不健康行为的强化暗示,激励有利于健康的改变。通过环境再造、自我管理小组等方式实现这一目标。

（10）社会改变：社会环境使所有人行为的变化向着有利于（或不利于）健康的方向发展。社会改变的目的是为人们营造一种保持健康行为、消除危险行为的机会和条件。宣贯合适的健康政策有利于人们的健康。如家庭医生制度的宣传，形成良好的家医签约服务社会氛围，有利于提升家医签约率，形成一个正反馈的互相促进作用。

3. 权衡

权衡指个体对行为改变的获益和改变付出代价的博弈权衡。如果前者大于后者就会对行为改变有正强化作用。

4. 自我效能

自我效能由两部分构成。其一为信心，系指人们处理高危情境而达到健康行为期望的情境特异性信心。其二为诱惑力抵制信念，诱惑力是指当人们在危险的情境中强烈渴望从事某种特殊行为的程度。有三种最常见的诱惑力，它们是负性情绪、阳性社会场合和欲望渴求。自我效能主要作用于行为改变的后阶段。

综上所述，TTM模型关注行为的5个阶段、10个心理变化过程、行为改变的收益、代价和自我效能，它是基于促进行为的自然改变而实施干预的关键理论。TTM有合理的理论建构和实际支持，它是一个动态的综合的行为改变理论模型，改变传统的一次性行为事件干预模式为分阶段干预模式，根据行为改变者的需求提供有针对性的行为支持技术，已成为临床和社区行为干预广泛应用的有效策略和方法。然而，TTM像其他理论模型一样，只能从某一角度来阐明行为改变的规律，不能解决行为干预的所有问题，需要具体问题具体对待和创造性地使用。由于TTM模型在我国家庭医生签约服务中缺乏应用的经验，本文仅作一个初步介绍，以期望其能在提升健康相关的个性化签约服务工作中有所借鉴。

五、自我效能理论

前面的理论已多次提到自我效能。自我效能是美国心理学家班杜拉（Bandura）在社会学习理论中提出的一个核心概念，指个体对自己从事某项工作所具备的能力和可能达到的水平的一种主观评估。

（一）自我效能对促进健康的意义

自我效能是健康状况的重要促进因子。自我效能通过以下途径对个体健康产生影响。第一，自我效能影响人的生存状态、生活的态度是正向还是负面的，自然会影响到个体健康状况。自我效能强的人有信心面对各种压力，坦然地面对和积极处理生活中的各种问题；自我效能弱的人一遇到困难就自我怀疑，产生消极悲观的情绪。当面临危险情境时，自我效能强的人能够沉着应对，而自我效能弱的人则往往惊慌失措，采取逃避等消极的应对方式。第二，良好的健康状态是每个人所追求的目标。自我效能强的人往往把健康结果的成败归因于自我因素,认为个人对自己的健康负有责任,个人有能力改变自己的健康状态。这样的思维方式有利于使个体提高动机水平、发展技能,通过自己的努力来保持和促进健康。第三,自我效能决定个体的行为选择、实施和坚持,决定着对良好健康状态的追求。个体的行为过程首先要选择目标,目标的挑战性程度不但能激发个体的动机水平,还决定其投入程度。自我效能越强的个体所选择的健康目标就越高,这就能引起他们的兴趣,达到较高的成就水平。同时自我效能也决定人们在实现健康目标中的付出和行为持久性。第四,自我效能影响着个体的健康行为。一方面对于那些有利于健康的习惯,如锻炼等,个体行为选择的前提是相信他们有能力实施,并且依赖于自我效能使之持之以恒。众多的研究证实,自我效能显著影响其是否能坚持锻炼。另一方面对于那些健康危险行为,个体无自我效能和缺乏应对技能,不能成功地处理生活中的各种压力,就会借助于吸烟和酗酒等方式来缓解压力,自我效能往往是这些行为的预测因素。

(二) 增强自我效能的健康管理策略

通过增强自我效能可以使个体的健康获益。在家庭医生签约服务中,提高自我效能能够有效促进三类主体人群发挥各自职责。针对增强自我效能健康管理的途径和方法如下。

1. 鼓励

鼓励个体做出抉择并行动。改变健康状态和行为对于每个人来说无疑是一种挑战。鼓励的措施尤为重要,目的在于使个体树立必胜的信心,调动本身的潜能,发挥个体内在的能动作用。家庭医生应学会用有效的态度和个体喜欢的方法,说服他人相信其有能力改变现状。在家庭医生的签约服务中,作为服务的提供者——家庭医生签约团队,所持的态度应是热情而真诚,结合已签约成功的实例进行开导和鼓励,从而提高签约率。

2. 社会支持

在健康管理过程中要让每个人明白自己不是在孤军作战,他有坚强的后盾。家庭成员、亲戚朋友、同事、上级领导等人的社会支持尤为重要。在家庭医生签约服务中,无论是家庭医生签约团队还是服务对象,每个人都离不开社会支持。同时,家庭医生服务的提供者和接受者又身处于不同的团队中,面临着共同的问题和处境,团队成员不但在精神上可以互相鼓励,而且在行动上可以互相支持和促进。家庭医生服务团队之间、家庭医生服务团队与服务对象之间能够建立一种亲切、信赖的关系,这将有利于增强自我效能,提高工作效果。

第三节 健康行为群体理论

健康行为的发生和维持绝不是孤立的,它是在一定的环境和社会背景下在个体的相互作用中进行的,仅仅强调个体的心理过程难以全面阐明行为的基本规律,而且针对个体的干预措施效果也是势单力薄。个人行为因人而异，然而某种行为流行的关键具有深刻的社会根源。《渥太华宪章》提出的五项健康促进策略中，制定公共卫生政策、改善支持环境、强化社区行动和改变卫生服务方向等四项措施，从不同侧面强调在群体水平上进行干预的重要性。在社会的层面上对行为问题进行研究，可以理解社会系统功能和文化、社区及组织对于人群行为的发生和维持所起的作用。应用健康行为群体理论可以设计社区行为干预和健康促进的策略和措施，根据人群不同特征所呈现的需求，合理设定家庭医生签约服务包，为服务对象提供有针对性的服务。

一、创新扩散理论

新的知识、观点、行为能否在目标人群中扩散，扩散的方式、速度以及影响因素是能否达到预期目标的关键。创新扩散理论是从群体层面分析和解释创新被传播和采纳过程的一种理论模式。创新向目标人群进行传播，即进行健康知识、技术和产品的转化和推广，是健康传播的一项基本功能。从群体的角度，应用创新扩散理论，分析、解释家庭医生签约服务被采纳的过程和规律，可以指导协调主体、服务提供者将家庭医生签约服务内容、技术、方法和行为模式向目标人群传播并使之得以采纳。创新扩散理论的基本内容如下。

（一）创新

创新可以是新观念、新政策、新实践或新物品（产品），这种"新"并不要求在客观上有多大的新奇性和创造性，重要的是采纳这项创新的个体或群体感觉到具有新颖性。创新表现在健康领域十分活跃，促进健康、预防疾病的新思想、方法和技术在不断问世。家庭医生签约服务开展之初，就是一项创新举措。只有这项创新被服务提供者及受众认可和接受，才能得到较好的效果。

（二）创新扩散

创新扩散是指创新在一定的时间内通过一定的渠道在某个社会群体中的传播。创新扩散研究的发展可以追踪到早期的乡村社会学研究。社会学家布莱斯·瑞恩（Bryce Ryan）和尼尔·格罗斯（Neal Gross）受启发于20世纪初在爱荷华州农民中普及杂交玉米种应用的实例，并对这一创新的传播现象进行了研究。研究结果表明，大众传播可以较为有力地提供新的知识，但农民是否愿意接受新的玉米品种还是要依赖于人际传播与交流。20世纪60年代，美国学者罗杰斯（E. M. Rogers）提出创新扩散理论，并逐渐被应用到各学科领域，如教育学、公共卫生、通讯、市场、社会学和经济学等。创新扩散理论包含创新的自身特性、传播渠道、时间和社会系统等四个基本要素。

1. 创新的特性

社会对创新的接受程度与创新本身的特征有关。如果一个创新被人们认为有很大的相对优势、兼容性、较少的复杂性、可验证性及结果的可见性，就会较快地被人们所采用。具体而言：① 相对优势：较原有事物具有优势的程度，如性能独特、节省费用和时间等。

如签约家庭医生后,可获得更多的健康指导,避免或延缓某些疾病的发生。② 兼容性:与采用者原有的价值观、经验和需求相吻合的程度。如服务对象认为定期体检是对自己健康负责,则持有此观念的人群更倾向于签约家庭医生服务。③ 较少的复杂性:如家庭医生签约服务内容以条目式列出,使服务对象清晰地了解签约后将获得何种服务。④ 可验证性:可经得住试验的程度。如家庭医生签约服务在不同地区推广使用,服务对象的正向反馈情况。⑤ 结果的可见性:如家庭医生签约服务对象签约后在医生团队的指导下,血糖得到了明显的控制。这是采纳新的生活方式后看得见的结果。

2. 传播类型

传播是人们为了相互理解而制作、传递和分享信息的过程。传播主要包括自我传播、人际传播、群体传播、组织传播、大众传播等五种类型。大众传播在知识传播、广而告之方面最为有力,人际传播对改变态度和行为决策较有效。在一个特定社会系统中,创新的较早采纳者是那些容易从媒体中获取有关信息的人群,当新事物以符号形式被介绍过后,就会通过当地的采用者的个人关系进一步向群体的其他成员传播。毫无疑问,采纳者的示范作用对传播至关重要。在家庭医生签约服务中,首先参与家庭医生服务团队的医务人员及首批签约的服务对象的反馈将对后续签约服务者影响较大。

3. 传播时间

一项创新的推广需要时间,群众对创新的采用要经历一系列的心理过程,包括目标人群对创新的感知、兴趣、体验、决策和尝试等。一项创新扩散的时间周期与采用者人数增长的关系呈现一定的规律,以时间为横坐标,以采用者的人数为纵坐标,呈现正态分布。根据采用者正态分布图,可以将其分为 5 种类型:① 领头人:是社会系统中最早采用创新的人。这些人一般见多识广、承担风险能力强、善于创新和冒险。创新开始的传播往往局限于小圈子内,是领头人突破这种限制向不同地方传播。② 早期采用者:作为行动楷模,早期采用者对他人起着角色示范的作用,他们对周围人传达对创新的自我评价,影响他人的行为。③ 早期多数:这些人在完全采用一个创新之前,往往要深思熟虑。他们位于早期和晚期采用者之间,在播散过程中具有承前启后的作用。④ 后来多数:这些人慎思多疑,他们感到创新是安全的才会采用,群体示范的力量对他们的采用起了很大作用。⑤ 滞后者:这些人是社会系统中的少数保守者,他们对创新持怀疑态度,甚至持反对意见。

4. 社会系统

社会规范、社会风俗、社会状态影响着个体行为,同时个体的个性、态度和交流行为也影响着创新的传播过程。社会系统中的公众领袖在传播中具有重要的作用,这些人能够在期望的方向上影响他人的态度和行为决策,他们对创新扩散的作用不可轻视。在家庭医生签约服务项目中,政府领袖、签约名人代言人、社区干部等就承担着这一角色。

(三) 创新扩散理论在家庭医生服务中的应用

创新扩散理论近 10 年来在国际上已广泛应用于健康促进研究和实践领域,涉及创新、发展、传播、采用、实施和维持等诸多方面，显示出强大的生命力。

家庭医生服务项目开展之初，作为一项创新服务形式按照罗杰斯（Rogers）理论采纳过程应经过五个阶段：第一阶段为缓慢增长阶段，由2.5%的人加入进来，成为"先驱者"，或称为"领头羊"；第二阶段呈现逐渐增长阶段，在"先驱者"后接受创新的13.5%的人，成为早期接受者；第三阶段为高速增长阶段，34%的人成为相对较早的大多数接受者；第四阶段为平稳下降阶段，有34%的人成为晚期大多数接受者；第五阶段为取向极限的平台，有16%的人成为滞后者。整个扩散过程呈"S"形曲线（见图7-2）。从家庭医生服务项目签约过程来看，从最早的项目试点，到我国重点人群家庭医生签约率2016年为28.33%，2017年覆盖率达到60%以上，2020年达到75.46%，至2023年6月底我国重点人群签约覆盖率不到80%。我国自2016年全面推行家庭医生签约服务以来，利用组织传播的优势，在近10年时间内使重点人群签约服务率达到70%以上，2020年后进入平稳下降阶段，增长幅度较低，表明此阶段滞后人群抑制了签约服务率的上升。

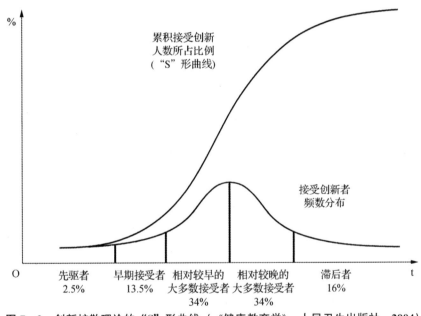

图7-2　创新扩散理论的"S"形曲线（《健康教育学》，人民卫生出版社，2004）

创新扩散理论应用在家庭医生签约服务项目中，其应用可以表现在各个方面：其一，树立创新意识。针对老年人、残疾人等重点人群的签约服务，采用有针对性的传播策略，如上门宣教、同伴教育等。从这个意义上来说，传播的过程也是创新的过程。其二，创新扩散问题的研究实际上是对创新扩散的规律进行分析和总结，从方法学上来说是一种流行病学方法，同时要应用到社会和行为学的理论和知识，是一种社会和行为流行病学，通过总结人群签约服务率或重点人群签约服务率的增长过程在创新扩散理论中的某个阶段，来采取更具备针对性的措施。其三，更重要的是创新扩散理论提供了一种考虑和解决问题的理论框架和方法，有利于思考健康促进策略和制定健康促进方案。如为了便于信息传播需对创新的知识和技术进行选择，对于不同采纳者采取相应的促进措施，充分利用和开发社会系统中利于传播的条件等。当然，作为一种理论其只能从创新扩散的角度来研究事件的规律，是一种宏观研究方法，不可能涉及更多的因素，不可能解决与之相关的所有问题。

二、格林（Green）理论模式

（一）基本思想与理论框架

格林（Green）理论模式是健康行为群体干预理论之一。该理论包括两个结构，其一是 PRECEDE 部分，20 世纪 70 年代早期提出，PRECEDE 为 Predisposing, Reinforcing and Enabling Constructs in Educational/Environmental Diagnosis and Evaluation 的缩写，意为教育、环境诊断和评价中的倾向、促成及强化因素结构，强调对问题的识别和干预效果评价有针对性。其二是 PROCEED 部分，20 世纪 80 年代中早期发展出来，PROCEED 为 Policy, Regulatory and Organizational Constructs in Educational and Environmental Development 的缩写，意为教育和环境发展中的政策法规和组织因素结构，强调在行为干预的计划执行与评价过程中运用政策、法规和组织的手段。PRECEDE 和 PROCEED 模式前后相互呼应，为方案发展和实施中计划制定、执行及评价过程提供了一个连续的操作图式（见图 7-3）。

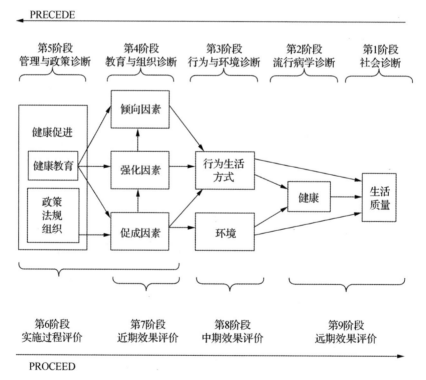

图 7-3 PRECEDE-PROCEED 模式

由此可见，行为干预计划开始前要进行问题诊断，包括五个方面的诊断，即社会学、流行病学、行为和环境、教育和组织学及管理和政策诊断。计划制定后的执行和评价，后者包括过程评价、因素评价和效果评价。PRECEDE-PROCEED 模式有若干个步骤，各步骤的工作内容如下。

1. 社会诊断

社会诊断是确定人们的健康需求和生活质量状况的过程，动员社区或服务对象参与促进健康的项目。

2. 流行病学诊断

流行病学诊断通过流行病学和医学调查确定目标人群疾病或健康问题的程度、分布和原因。

3. 行为与环境诊断

行为诊断是描述可能影响健康的有关活动。环境诊断可系统地评估影响健康的社会和环境因素。行为和环境因素交互作用于健康。

4. 教育与组织诊断

教育与组织诊断在明确了影响健康问题的主要行为问题的基础上，对导致该行为发生发展的因素进行调查和分析，为制定健康教育干预策略提供基本依据。评价确定能引起行为和环境过程发生改变的因素。将这些因素归纳起来共三大类，即倾向因素、促成因素和强化因素。

倾向因素，通常先于行为，是产生某种行为的动机条件，主要包括知识、态度、信念、价值观及个人的技能等。

促成因素，是促使某种行为动机或愿望得以实现所必需的环境条件，包括卫生保健服务和各种社会资源，如医疗保健设施、专业人员指导等。

强化因素，它存在于行为发生之后，是对行为积极的或消极的反馈，主要来自社会支持、同伴的影响和领导、亲属以及保健人员的劝告和态度，也包括人们对行为后果的感受等。

5. 管理与政策诊断

管理与政策诊断是对制定和执行计划的组织及管理能力的评估。通过组织发动、协调、制定政策与完善政策等不同的干预策略，以利于计划的顺利开展。

6. 计划执行和评价

计划实施即按照计划的要求去开展健康教育与健康促进活动、实现计划目标和获得实际效果的过程，也是体现计划根本思想的具体过程。评价是一个系统的收集、分析、表达资料的过程。在计划实施的各阶段都需要开展评价，如计划设计阶段、实施阶段、实施后的近期、中期、远期等阶段。

这里要强调的是，评价不是 PRECEDE-PROCEED 模式的最后步骤，评价工作贯穿于整个过程。

（二）格林（Green）理论在家庭医生签约服务项目中的应用及相关问题

群体层面的健康行为干预往往涉及社会的方方面面，如社会成员的动员、多部门的协作和政府支持等。严格来说不管是个体还是群体，行为改变都应该有良好的计划，但后者更为重要。没有良好计划的群体行为干预是难以想象的。

在家庭医生签约服务项目中，政府占据主导地位。需要为家庭医生签约服务项目提供政策支持，并对制定和执行计划的组织及管理能力进行评估。家庭医生服务团队作为家庭医生签约服务的主要提供者，需要在签约服务前及签约服务的过程中，对辖区居民开展社会学诊断、流行病学诊断、行为与环境诊断等上文所述社区诊断的内容。通过社区诊断，了解辖区居民的疾病流行状况、社会环境因素、重点人群疾病情况、居民基本需求等内容。依据社区诊断报告，制定基础服务包及个性化服务包项目，有针对性地供服务对象选择，并定期开展服务评价及效果评价。居民作为家庭医生签约服务的服务接受者，影响其参与签约的因素主要包括倾向因素、促成因素、强化因素三个方面。倾向因素即居民对家庭医生签约服务工作的认识、态度等。可通过大众媒体宣传使其逐步了解签约服务内容、形式、好处。促成因素主要是居民可及的卫生保健服务和各种社会资源，如医疗保健设施、专业人员指导等方面。可通过改善医疗设施、强化服务内容、提高服务质量来提升家庭医生签约率。强化因素是影响居民签约的重要一环，对已签约的居民，需要定期了解其对签约服务的积极的或消极的反馈，及时进行调整；对未签约的居民，通过同伴教育、上门访视、强化宣传等方式打消其顾虑。

格林（Green）模式通过9个不同的阶段的逻辑关系勾画出了项目的计划过程，十分直观和易于理解。为家庭医生签约服务项目各阶段需要做的工作内容提供了清晰的指引。

三、社会营销理论

社会营销理论是一门特殊的营销学科，是指变革目标受众行为，包括改善健康状况、预防伤害、保护环境、贡献社会及新近提出的提升社会福祉。它是应用市场营销原理和技术来分析、计划、实施、评价群体行为改变的一种思路和策略。

（一）基本原理和实施方法

社会营销理论四个核心原理：互换价值，承认竞争，运用营销"4P"策略，注重可持续性。个体、群体和组织等各方具有用于交换获得利益的资源，如金钱、时间等，通过市场交换，各自的利益得以实现，从而达到一种基本的平衡。社会营销发展与市场营销密不可分，市场营销理论能够借鉴应用于社会营销，但在社会营销里被赋予了新的内涵。社会营销独特的价值定位在于，其社会导向性、长期效益、公共利益、创新策略及合作共赢等方面。这些社会层面的特征在解决问题、推动政策落地、社会进步和提升公众福祉方面发挥着显著作用。

社会营销活动是一个长期持续的过程，不能一蹴而就，必须制订社会营销计划并按部就班地实施,才能达到社会营销活动的最佳效果。社会营销计划的设计主要有以下六个步骤。

1. **分析社会营销的环境**

在制订社会营销计划前必须对环境的过去与现况进行系统的回顾性评估。首先应进行社会营销调研,收集并分析资料与文献,探查与社会营销机构面临的特定营销状况有关的调查研究结果,发掘亟须解决的突出问题及可行的方法。其次,深入了解该突出问题,界定此问题社会营销计划的主要市场,评估该计划成功所带来的效益。同时,为预测环境中可能出现的问题和发生的变化,对所关注问题的内外环境进行正确的评估。

2. **选择及分析目标对象**

社会营销的目标对象为市场营销中所谓的"顾客"或"消费者",是社会营销计划的"靶心",一般是存在不合理理念与行为的人群。由于社会营销旨在促进社会利益、解决社会问题,因此目标对象选择上不能排除难以实施行为变革的、具有反抗意识的人群。确立目标对象,首先应将目标市场进行细分。所谓市场细分,是指根据消费者需求的差异性,选用一定的标准,将整个市场划分为两个或两个以上具有不同需求特征的"子市场"的工作过程,每一个"子市场"称为一个细分市场。在确定目标对象之后,分析目标对象当前的知识背景、行为方式、个性特征、价值观、需求状况及对改变行为的信念等。

3. **确立营销计划预定达成的目标**

选定了目标对象后需确立预定目标。一般来说,社会营销计划的目标是用来评估活动成果的,它必须是可衡量的、具体的、可实现的。因此,计划目标的描述包括评价时间(When)、目标对象(Who)、行为项目(What)、改变的幅度或标准(How much)。例如"到2024年底,全国重点人群家庭医生服务签约率达到80%"。

4. **设计"4P"的营销组合**

市场营销的"4P"营销组合即"产品、价格、地点和促销",也能够应用于社会营销,但在社会营销中被赋予了新的内涵。

(1) 产品:产品可以是一般传统的有形产品和服务,也可以是无形的理念或态度。社会营销的产品是一种预期的行为及与该行为相关的回报,同时还包括推广支持或方便行为改变的有形产品或服务。社会营销提供产品的最终目的是被目标对象接受,所以产品不仅要满足目标对象的需求,还要具有吸引力,应将产品与它为目标对象带来的潜在效益联系起来。

(2) 价格:社会营销的价格是目标对象为接受某种行为而必须付出的代价或成本。如想要戒烟则要忍受戒断症状带来的不适感。社会营销工作者可从两个方面着手:一方面降低期望行为的实际或预期价格,另一方面提高期望行为的实际或预期收益。例如提高服务的数量与质量、开展多种优惠活动、增加经费补助等。

(3) 地点:社会营销的地点指目标对象应该在什么地点获取相关的产品、服务和理念。有形产品营销地点通常在一些固定场所,如药店、诊所、超市等;无形产品营销可以发生在媒体平台，如大众媒体、互联网、新媒体等。

（4）促销：社会营销中的促销是指通过各种传播手段和渠道，促使产品的理念更易被接受，包括核心信息和媒体渠道两个重要的部分。核心信息使目标对象知道、相信并按照社会营销工作者的期望去做，并将设计出来的信息通过多种营销渠道相结合的方式传播出去。

5. 确立预算并寻找资金来源

社会营销离不开经费的支持，此阶段要列举整个社会营销计划的经费需求，确立预算。然后要利用各种渠道进行融资，如政府预算、企业捐助、社会团体资助、公益营销、媒体支援等。社会营销工作者在这一步骤之后，可能会重新调整营销战略、目标对象、运动目的，或者去拓宽融资渠道，争取获得更多的资金支持。

6. 评价与反馈

社会营销评价贯穿计划制订和实施的整个过程。管理者凭借每个阶段的评估与检查结果，决定是否将该计划推向下一个阶段或是否要对社会营销计划进行修改和完善。评价应是系统的，包括形成评价、过程评价和结果评价。反馈是重要的，项目执行过程中的反馈可以及时发现问题，及时进行补救；结果反馈可使项目得到再次完善，寻求新的发展机会。

（二）社会营销理论在家庭医生签约服务中的应用

社会营销理论在家庭医生签约服务的应用，是将服务对象看作消费者，在签约服务过程中，以上营销原则皆适用，并可通过以下四个阶段开展。

第一阶段：规划和策略发展阶段。首先要进行环境分析，了解与家庭医生服务项目相关的自然环境、政策环境和社会文化环境。其次要进行受众分析、基线调查，了解消费者也就是服务对象的健康需求。在此基础上，划分签约的消费者群体，针对不同类型群体，设计不同的家庭医生签约服务包。

第二阶段：预测试。通过定性研究设计和起草家庭医生签约服务方案，并将其试用于小范围目标受众。通过这一阶段的预测试，可以及时发现问题，对方案内容、签约服务包等进行及时的调整。

第三阶段：实施和监测。利用"4P"营销策略，即产品、价格、地点、促销，根据受众的特点，充分利用大众传播、人际传播等各种传播途径开展签约服务。该阶段要注意进行过程评估，跟踪受众的签约情况、服务反馈并决定是否要做出调整。

第四阶段：评估效果并改进。评估家庭医生签约服务实施效果，包括签约率、满意度等，分析能进一步提高效果的因素，以便进一步改进和完善。

第八章

认知理论在家庭医生签约服务中的应用

基于认知理论的视角，系统剖析家庭医生和社区居民的认知对家庭医生签约服务的影响，明确签约行为和签约服务过程的促进和阻碍因素，不仅有助于促进社区居民的签约行为和家庭医生签约服务质量，还有助于为构建我国特色的家庭医生制度提供参考，以逐步实现基层首诊的分级诊疗制度。本章系统介绍现有的认知理论，构建家庭医生签约服务中供需双方的认知框架，为进一步推动和完善我国家庭医生签约服务提供了坚实的理论依据和实践指导。

第一节 认知相关理论概述

一、基本概念

认知是个体在认识客观世界过程中进行信息加工的活动。通过感觉、知觉、记忆、想象和思维等认知活动，个体能够构建一个功能系统，从而对自身的认识行为进行调节。在心理学中，认知是指通过形成概念、知觉、判断或想象等心理活动来获取知识的过程，即个体思维进行信息处理的心理功能。认知过程可以是自然发生的，也可以是人为引导的，并且可以是有意识的或无意识的。

认知理论是关于有机体学习的内部加工过程，如信息、知识及经验的获得和记忆、达到顿悟、使观念和概念相互联系以及问题解决的各种心理学理论，涵盖了认知心理学、认知科学、认知发展理论和情感双因素理论等多个方面。认知理论不仅在心理学领域具有重要意义，还广泛应用于教育、企业管理、心理咨询等多个领域。通过应用认知理论，人们可以更加科学地指导实践活动，提高效率和效果。

认知心理学是对"注意力、语言使用、记忆、知觉、问题解决、创造力和思维"等心理过程的科学研究。认知心理学家通过开展实验研究，收集有关人类大脑如何接收、处理信息并进行行为决策的数据，这些研究成果广泛应用于临床心理学领域。认知科学涉及更广泛的领域，与哲学、语言学、人类学、神经科学特别是人工智能有关。认知科学为认知心理学家提供了理论背景和数据支持，其研究方法更为跨学科，涵盖对非人类主题和人工智能的研究。这使得认知科学家能够深入探讨那些在对人类进行研究时可能面临道德挑战的问题，如通过在老鼠大脑中植入装置来追踪神经元在执行特定任务时的放电情况。认知科学与人工智能领域的紧密结合，进一步推动了对心理过程的理解和应用。

认知发展理论是发展心理学家皮亚杰（Piaget）提出的一种理论，被公认为20世纪发展心理学中最具影响力的理论之一。皮亚杰认为，认知发展是个体在与环境不断互动中建构的过程。智力既非源于先天的成熟，也非源于后天的经验，而是源于主体对客体的适应。这种适应表现为随着年龄的增长，个体在适应环境过程中对事务的认知，以及在面对问题情境时表现出的思维方式和能力。Piaget通过对儿童在自然情境下的细致观察，记录他们对事物的智能反应，提出了质性研究方法，强调了内因和外因相互作用在心理发展中的重要性。

认知发展理论和认知理论在研究对象和方法上有所不同。认知发展理论更侧重于个体认知能力的发展变化，而认知理论则更关注认知过程的基本机制和原理。然而，两者也有紧密的联系，认知发展理论可以在认知理论的框架内探讨个体认知能力的发展变化，而认知理论也可以为认知发展理论提供基本的理论和实验支持。认知发展理论和认知理论虽然有所区别，但它们都是研究人类认知过程的重要理论框架。通过深入了解这两个理论，我们可以更好地理解人类认知能力的本质和发展规律，为教育和训练提供科学的指导。

情感双因素理论认为，情绪是由两个因素决定的：生理唤醒和认知标签。根据该理论，当个体体验到一种情绪时，会伴随着生理唤醒，个体通过周围环境寻找线索，以对生理唤醒进行认知标记。这一过程有时可能导致基于身体生理状态的情绪误读。当大脑无法解释情绪的来源时，会依赖外部刺激来确定情绪的性质。

本章重点围绕认知心理学和认知科学的相关理论，分析家庭医生和社区居民的认知如何影响家庭医生签约服务。这种分析将为理解和提升家庭医生签约服务的效果提供理论依据和实践参考。

二、认知心理学相关理论

狭义的认知心理学，也被称为信息加工心理学，常将人类的认知过程类比于计算机。根据这一理论，人的认知过程包括信息的接收、编码、存储、交换、操作、检索、提取和使用等步骤。这一过程可被归纳为四种系统模式：感知系统、记忆系统、控制系统和反应系统。认知心理学强调已有的知识和结构在个体行为及当前认知活动中所起的决定性作用。

在心理学研究对象上，行为主义主张研究外显的、可观察的行为，而不涉及内部的心理过程；而认知心理学则将研究重点转移到内部的心理过程上。在研究方法上，行为主义强调严格的实验室方法，排斥任何主观经验的报告；认知心理学则既重视实验室试验，也重视主观经验的报告。对于认知心理学家而言，改变外部条件并非最终目的，而是揭示知识结构的辅助手段。认知心理学致力于将所有认知过程统一起来，认为注意、知觉、记忆、思维等认知现象是相互交织的，对一组现象的理解有助于解释另一组现象。由于这些认知过程之间存在相互依赖的关系，这种方法有助于发现人类认知过程的统一加工模式。

认知心理学的观点进一步扩展到社会心理学、发展心理学、生理心理学和工程心理学等领域。认知心理学在心理学研究中重视综合观点，强调各种心理过程之间的相互联系和相互制约。在具体问题的研究和心理学研究方法的扩展方面，认知心理学作出了重要贡献。此外，认知心理学的研究成果也对计算机科学的发展产生了深远影响。

三、认知心理学发展

认知心理学是在 20 世纪 50 年代中期兴起于西方的一种心理学思潮，到 20 世纪 70 年代逐渐成为西方心理学的主要研究方向之一。认知心理学认为，在外部刺激（信息）输入与内部反应（行为）输出之间，必然存在某种类似于中间状态的心理过程或认知过程。其研究重点是人的高级心理过程，主要包括认识过程，如注意、知觉、表象、记忆、思维和语言等。现代认知心理学的主流观点是以信息加工的方式研究认知过程，把认知心理学等同于信息加工心理学。它将人视为一个信息加工系统，认为认知过程就是信息的加工过程，包括感觉输入的转换、简化、加工、存储和使用的整个过程。根据这一观点，认知可以被分解为一系列阶段，每个阶段是一个对输入信息进行特定操作的单元，而反应则是这些阶段和操作的最终产物。信息加工系统的各个组成部分通过某种方式相互联系，共同完成认知过程。

认知心理学在中国的传播始于 20 世纪 60 年代中期。中国心理学家对认知心理学的兴趣主要体现在学科理论与实践应用。在学科理论方面，认知心理学有助于揭示人类认识过程的特点及其内部机制。它反对行为主义的机械论，强调人类认知的主动性、积极性，以及认知结构在知识获取中的作用，这些观点对中国心理学家产生了强烈的吸引力。在实践应用方面，认知心理学注重研究高级认知过程，如学习、问题解决和决策等，从而使心理学走出实验室，更直接地为社会服务。认知心理学与高新技术的结合也展现了令人向往的应用前景。近年来，认知心理学的研究逐渐深入社会实践的多个领域，特别是在教育领域，出现了利用认知心理学观点探讨教育和教学过程的新思路。

第二节 双系统认知理论

一、认识双系统认知现象

双系统认知主要分为系统 1（快思考）和系统 2（慢思考）。系统 1（快思考）是无意识、快速、依赖情感、记忆和经验迅速作出判断。其优点在于反应迅速，能够处理日常生活中的大量信息。缺点是容易受偏见影响，如损失厌恶、乐观偏见等，导致错误决策。系统 2（慢思考）是指有意识、需要调动注意力来分析和解决问题。其优点在于逻辑性强，能够处理复杂情境，做出更为可靠的判断。缺点是懒惰，经常走捷径，直接采纳系统 1 的直觉型判断结果。系统 1 和系统 2 在我们清醒意识下都处于活跃状态。系统 1 自主运行，处理日常事务；当系统 1 遇到难题时，会向系统 2 求助，此时系统 2 会集中注意力分析问题并做出决策。两者相互影响，系统 1 的直觉型判断往往成为系统 2 分析的起点，但系统 2 的理性分析也能纠正系统 1 的错误。

在日常的生活中，每个人都会应用到认知双系统。例如：

（一）购买决策中

在购买一件商品时，快思考可能会让人凭直觉做出决策，比如只看价格或品牌，而不深究商品的实际价值或性能。慢思考则会让人更加深入地考虑商品的质量、价格、品牌等因素，通过对比和分析，做出更加理性的判断。

（二）投资决策中

在投资决策中，快思考可能会让人凭直觉做出交易决策，比如盲目跟风或听信小道消息。慢思考则会让人更加深入地研究市场趋势、公司财务状况等因素，通过全面的分析和评估，做出基于充分分析的投资决策。

（三）沟通交流中

在沟通中，快思考可能会让人匆忙回答问题或做出决策，导致沟通效果不佳或决策失误。慢思考则会让人更加深入地思考问题、听取他人意见，通过充分的交流和讨论，做出更加明智的决策。

（四）理论学习中

在学习新知识时，快思考可能会让人迅速记住一些知识点，但理解不够深入。慢思考则会让人更加深入地理解、分析和应用所学的知识，通过反复思考和练习，达到真正掌握的目的。

（五）健康管理服务中

在健康管理中，快思考可能会让人迅速做出饮食和运动决策，但可能缺乏科学依据。慢思考则会让人更加深入地研究饮食和运动的科学知识，制定更加科学和有效的健康管理计划，从而保持身体健康。这些案例都展示了快思考和慢思考在不同情境下的表现及其影响。通过具体案例的分析，我们可以更深刻地理解两种思考模式的差异及其在实际生活中的应用价值。而快思考与慢思考，共同构建了双系统理论的一体两面。

二、双系统理论的概念

双系统理论指的是大脑在处理认知任务时运作的两种不同思维系统，每种系统采用不同的处理模式，可能会得出相互冲突的结果。

第一个系统是冲动系统（系统1），它是一种冲动性、自动化、反射性（反应性）的思维模式，也是快速、无意识的系统。该系统是产生冲动行为的主要驱动力。当面对外界诱惑时，冲动系统会自动引发相应的行为反应，这种反应包括正向的自动情感反应和负向的回避反应。正向的自动情感反应源于对诱惑刺激的享乐性评价和接近诱惑的行为模式，而负向的回避反应则指个体内心抑制某种冲动行为的自动接近－回避反应。

第二个系统是自我控制系统（系统2），它是一种受控制的、抑制的、反射性（谨慎）

的、慢速的、有意识的思维模式。自我控制系统负责在面对诱惑时进行更高阶的心理活动，包括深思熟虑的评价和设定抑制标准。

冲动系统（系统1）主要对新奇、奖赏等刺激信号及情绪信息做出反应，而自我控制系统（系统2）则是决策制定的主要执行者。当冲动系统产生参与或回避某种行为的冲动时，自我控制系统会对这一冲动进行评估，判断其是否符合个体的长期目标，并决定是否执行或抑制该行为。因此，这两个系统在决策过程中各自发挥独特的作用，并通过相互作用影响最终的行为选择。

双系统认知的区别见表8-1。

表8-1 双系统认知的区别

系统1	系统2
直觉的、本能的	合理的、分析的
无意识的、自动的	遵照指示和意向
迅速、大规模同时处理	低速、依次处理
联想型	与语言以及反省意识相关联
实用的（根据以往的知识和经验，将问题代入当前的背景下）	可以完成抽象和假设思维
几乎完全不会占用工作记忆这种核心资源	需要结合工作记忆和一般性知识
与个人知识量的差距无关	
低劳动	高劳动

三、双系统理论的发展历程

国外关于双系统理论的研究早于国内，20世纪90年代，斯洛曼（Sloman）提出了具有影响力的双系统理论。双系统理论自出现以来就广泛存在于心理学研究领域，早期双系统理论是基于人体认知加工是否有意识而提出来的，分为控制加工和自动化加工。有学者提出了关于自我控制的双系统模型，该模型具体包括冲动系统和反思系统，这两个系统共同作用导致了自我控制的行为。行为学科和神经学科等领域研究者相继提出了双系统理论的概念，并将双系统理论运用于风险决策中，丰富了之前的自我控制双系统理论模型，并解释了人类行为是由两种结构和概念不同的脑系统引导的。双系统理论具体研究主要集中在以下领域：

第一，自我控制与双系统理论研究。人类成功与幸福的关键在于自我控制。自我控制与双系统理论的研究主要是应用双系统理论来研究自我控制，霍夫曼（Hofmann）最先提出自我控制双系统模型，自我控制双系统理论模型认为自我控制是冲动系统和反思系统两种力量相互竞争的过程，第一种力量主要满足自身欲望，第二种力量是警醒个体做出合理行为的自我控制力量。在青少年中这种自我控制系统更为明显，曾有研究对儿童、青少年和成年人三个阶段的人群作了比较，发现在奖赏激励机制下，青年人与成年人伏隔核的激活水平相似，青年人的前额叶的激活水平发展相对滞后，与儿童更加相似，而前额叶是认知加工的关键，所以正是因为这种脑发育不平衡导致了青少年的冲动行为。德沃夏克（Dvorak）和西蒙斯（Simons）等人根据冲动系统和控制系统相关量表最终形成了自我控制双系统量表，并通过实证检验表明量表的信效度非常可靠。中国相关学者在德沃夏克（Dvorak）研究的基础上，同时为了使量表更具适应性，将受访者年龄作了调整，增加了其年龄跨度并表现出良好的结构效度和信度。有研究者在自我控制的干预技术研究中发现，改变自动情感联接以及调整注意力能有效地调节冲动系统，培养自我控制特质以及执行能力能提高个体的自我控制能力。

第二，心理学家斯坦诺维奇（Stanovich）和理查德（Richard）提出了运用双系统来解释大脑做决策时的状态。系统 1 是一种直觉性的，完全由大脑控制；系统 2 是一种思考性的，需要集中注意力，是一种复杂性的主观体验。因此可以运用双系统理论这一特性来解释行为背后的决策原因，在时间受限或成本受损的情况下就更倾向于用系统 1 来进行决策。双系统理论在决策推理中被广泛应用，随着认知科学的进一步深化，双系统理论在促销决策中产生了非常大的影响，在理论上双系统理论可以分析促销决策中个体认知特质、情绪、个体信息处理方式等特质与冲动性购买之间的潜在关系，能为促销决策提供重要的指导意见。在促销活动中，采用价格促销的方式（降价）会影响冲动系统和自我控制系统在头脑中的平衡，换句话说，价格促销会降低个体自我控制系统在头脑中的作用，增加购买冲动。根据双系统理论，决策是冲动系统和控制系统共同作用的结果，有研究者曾对不同特质用户进行了实验，在消费时给不同用户提供同样的价格，经过跟踪发现不同用户之间目标价格决策过程存在显著差异。随着双系统理论研究的深入，双系统理论已经扩展到推理决策以外的许多研究中，如在赌博、酗酒等行为中，并形成了相关双系统理论模型。

第三，双系统理论与危险行为偏差研究。随着双系统理论的不断发展，双系统理论已成为解释一些危险行为偏差以及心理疾病等发展性问题的重要理论，该理论认为问题性行为是两大神经生理系统失衡所导致的。双系统理论与药物成瘾研究就是双系统理论与危险行为偏差研究的一种。目前的药物成瘾诊断与其他精神障碍一样，是基于临床症状而不是神经病理生理学，识别与药物成瘾有关的功能缺陷可以追溯到神经系统，导致药物成瘾主要由冲动系统所致，了解到药物成瘾这一潜在的发生机制会极大地促进我们对成瘾状况异质性的理解并改善药物成瘾的诊断和治疗。年轻人的赌博发生率要比一般普通人高，且赌博会产生一系列负面影响。赌博行为与个体行为动机和自我控制方向密切相关，自主性越强的人即自我控制系统越强的人产生赌博的概率越低。吸烟作为一种习惯行为也是一种"偏差"行为，赌博、暴饮暴食、酗酒等行为也都是偏差行为。在面对这种偏差行为时，一方面受这种偏差行为的诱惑会产生强烈的冲动从事这种偏差行为，但是大脑中的另外一个系统——自我控制系统就会对这些偏差行为进行判断，看是否符合自身行为规范以及社会标准，从而对这些偏差行为采取相应的策略，如果行为不符合个体长期目标或社会标准，自我控制系统就会抑制冲动性。简而言之冲动会促使个体从事某些行为，从而导致问题行为；而自我控制系统则会调整认知和行为以应对冲动，最终设法减轻或避免有问题的行为。

综上所述，双系统理论的研究早期主要集中在自我控制下的双系统理论与行为决策的研究，随着双系统理论的进一步发展，研究开始聚焦到一些危险行为偏差以及问题性行为上。有研究表明青少年期是进行冒险行为的高峰时期，新颖的、冒险的活动是青少年所青睐的，但其认知控制系统还不够成熟，此时对一些风险性行为和不良信息认识还不够，因此极易形成问题性行为倾向。

系统1能够处理大量信息，使我们能够迅速对眼前的情况做出反应，但它也容易受到认知偏见和启发的影响，导致非理性行为。系统1的直觉思考往往基于过去的经验和记忆，这可能导致我们在面对新情况时产生认知偏见。例如，锚定效应、可得性偏见和典型性偏见等都是系统1直觉思考中常见的偏见，它们会引导我们做出非理性的判断和行为。由于系统2的运作需要消耗大量的认知资源，它通常不会主动干预系统1的工作，除非系统1遇到难题。这种懒惰状态使得我们在很多情况下依赖于系统1的直觉判断，从而增加了非理性行为的风险。

四、常见的非理性行为偏差

（一）损失厌恶

损失厌恶是特韦尔斯基（Tversky）和卡内曼（Kahneman）在1979年提出的前景理论，揭示了人们在决策时的非理性行为。它强调人们更倾向于避免损失，而不是追求收益。如果要你选择200元的损失和200元的盈利，大多数人会觉得200元的损失更令人不安。一项关于增加超重或肥胖成年人日常步数（目标是达到7000步）的干预研究，将干预人群在均衡可比的情况下分为A和B两组。其中A组对每天达到7000步的个人奖励10元；B组则是月初给每个参与者300元，但如果某天没有达到步数目标，就会扣除10元，结果发现B组的人更容易达成目标。

由上述实验我们可以看出，损失厌恶是指人们面对同样数量的收益和损失时，认为损失更加令他们难以忍受。有研究的结论认为，同量的损失带来的负效用为同量收益的正效用的2.5倍。损失厌恶反映了人们的风险偏好并不是一致的：当涉及的是收益时，人们表现为风险厌恶；当涉及的是损失时，人们则表现为风险寻求。小小的提示：家庭医生签约的宣传口号如果改为"您不和我们签约，会损失什么"，有效性将是"您和我们签约，会得到什么好处"的2.5倍。

（二）框架效应

个人的决策往往会受到信息呈现方式（即决策框架）的影响。在一项研究中，研究者探究了癌症治疗方案的信息呈现方式对个人决策的影响。参与者被随机分为两组，一组通过"生存概率"描述治疗效果，另一组通过"死亡概率"进行描述。所有参与者都被告知治疗方案的基本信息，包括癌症的缓解率和复发率。

研究中，参与者首先接收到关于死亡概率的描述，例如"在100个接受手术的人中，有10人会在治疗期间死亡，32人在1年内死亡，66人在5年内死亡。而在接受放射治疗的100人中，没有人在治疗过程中死亡，23人在1年内死亡，78人在5年内死亡。"在这种情况下，40%的参与者选择了放射治疗。

另外一组的参与者被告知治疗的生存概率信息："在这家医院，10%的手术患者在手术期间会死亡，手术后存活的患者平均预期寿命是6.8年，而所有接受手术的患者的预期寿命是6.1年。通过放射治疗，没有人在治疗期间死亡，放射治疗患者的预期寿命是4.7年。"在这种情况下，选择放射治疗的人降至27%。

从实验结果分析，尽管提供的数据相同，但治疗方案结果的不同描述方式显著影响了参与者的选择。当以死亡率的统计数据呈现时，42%的人选择放射治疗，而以生存率的统计数据呈现时，选择放射治疗的人数降至25%。这表明，信息的框架和呈现方式在决策过程中起着重要作用。

（三）当前偏见

当前偏见指的是人们更关注眼前的成本和收益，而不是未来可能带来的好处或损失。这种偏见在许多不健康的行为中表现得尤为明显，比如吸烟、肥胖、滥用药物和不遵医嘱等。很多情况下，权衡奖励是否值得等待，如果这个奖励不值得等，宁愿选择眼前的短期好处。而甘愿为更有价值的长远结果而放弃即时满足的抉择取向，以及在等待期中展示的自我控制能力，这就是延迟满足。

当前偏见的非理性行为，可以通过一些干预措施来缓解或克服，主要的途径是通过短期的反馈和激励来改变人们的行为。比如，短信提醒就是一种常见的方式，它可以定期告诉你进展如何，帮助你保持动力。研究发现，通过短信或电子邮件定期反馈健康目标的完成情况，能够有效促进健康行为的改善。当前偏见也意味着，如果我们能加速某些健康行为带来的好处（或者减少不健康行为的坏处），就能够激励人们做出更有利的选择。比如，财政和社会激励措施可以迅速带来实际的好处，帮助人们在短期内做出有助于长期健康的决定。有些大型随机试验表明，立即的经济奖励可以有效帮助人们戒烟，并维持这一行为的长期效果。

（四）时间不一致

人们的偏好和选择会随着时间、环境或社交情况的变化而发生变化。例如，一天中的不同时间、同伴的影响，甚至医疗环境的不同，都可能改变我们的决策。针对这种不断变化的偏好，我们可以使用"承诺策略"来约束或引导个人的选择，从而帮助他们更好地坚持积极的行为。

在一项针对HIV和高病毒载量患者的研究中，那些签署承诺协议的患者承诺按医嘱服用抗病毒药物，并每季度与医生见面，同时还会获得经济奖励。这些患者比那些仅仅接受预约激励或被动治疗的人更容易控制病毒载量,表现出更好的治疗效果。该研究就使用了"承诺协议"的方法管理"时间不一致"的现象。在另一项研究中,研究人员发现,提前安排接种流感疫苗的时间和日期,比单纯的医生提醒接种疫苗更有效。

承诺策略的形式多种多样,例如"存款协议",这种协议要求参与者将一定的资金存入账户,如果未达到目标,这些资金将被没收。虽然这种方式风险较高、接受度相对较低,但研究显示,它在减肥和戒烟等行为干预中非常有效。这也是目前很多地方试点开展健康储蓄账户的原理,希望通过采取健康的生活方式,减少医疗费用支出,为未来积蓄更多的医保费用。

承诺策略能够帮助个人更清晰地想象完成目标所需要的行动,从而减少动力不足时的困难。而且,承诺本身具有自我激励作用,通常能够激发人们为业务目标或个人目标付出努力。如果没有完成承诺,个人可能会失去珍贵的诚信感。这种策略可以在做决定时推动决断,帮助人们在面临困难时坚持自己的目标。

(五) 现状偏见

"现状偏见"是一种心理现象,它让人们在面对变化时倾向于维持现状,而不是做出改变。这种偏见源于人们对改变的抗拒,害怕改变可能带来的损失。人们通常会选择最轻松、最少付出努力的方式,去保持现状,因为改变行为往往需要付出一定的努力。例如,在一项关于专利和仿制药物选择的研究中,当仿制药物被放在列表首选项时,内科医生开具仿制药物的比例增加了约75%。类似的现状偏见也出现在癌症筛查的推广中,导致效果不佳。

以大肠癌筛查为例,筛查过程需要安排时间、做准备、经历不适,这些不适感是立刻能感觉到的,而潜在的益处却是未来的、不确定的,甚至可能很长时间内无法感受到。因此,大肠癌筛查通常采取"选择加入"的方式——即患者必须主动选择参与。在一项关于结直肠癌筛查的随机试验中,研究人员通过邮寄或电子医疗记录系统向314名符合条件的患者发送信息,建议他们进行筛查。在"选择加入"组,患者需要主动请求并领取带说明的粪便免疫测定试剂盒,而"选择退出"组的患者则会收到试剂盒,除非他们明确表示不愿意接受筛查或已做过筛查。结果显示,与"选择加入"组(9.60%参与筛查)相比,"选择退出"组的参与率反而更高(29.12%)。这表明,改变默认选择或简化参与流程能够显著提高人们的参与度。

(六) 社会规范

人们为了尽快适应社会,在同样的范式中生活、学习和交流,会在日常的生活中无意识地模仿他人的行为,尤其是当他们希望更快捷地适应社会。所以,人们常常希望与他人保持一致,有时也会误解什么是"正确的做法"。这种非理性行为,同样可以用来改善医疗服务。

在一项随机试验中,当一种为减少抗生素误用的上呼吸道感染治疗的处方提供给医生后，医生往往会按照原来的处方习惯开具治疗方案，但如果通过月度评估、信息提示等方式告知医生其他的医生处方发生变化后，其原来的治疗方案也在降低使用（5.2%的下降）。这表明，医生在看到同行的做法后，往往会调整自己的行为。另一项针对大学生接种流感疫苗的试验中，以班级为单位，当试验组的同学告知年级其他班都已经接种，试验组的同学的疫苗接种率大幅上升。这些案例表明，社会规范对居民和医生的行为有很大的影响。

（七）锚定效应

幼鹅刚从蛋壳里孵出来时，会本能地跟随在它第一眼见到的"母亲"后面。即使它第一眼见到的不是自己真正的母亲，也会把它当作母亲，并跟随其后。并且，幼鹅一旦形成了对某个动物的跟随反应，就不可能再形成对其他动物的跟随反应，这就是心理学上的"幼鹅效应"。"幼鹅效应"不仅存在于低等动物之中，同样存在于人类。幼鹅效应揭示：消费者的记忆是有持续性，消费者第一次体验在很大程度上决定了消费者是否会继续选择该品牌，因为在后续的消费过程消费者都会潜意识地与第一次的体验比较。锚定效应给我们的启示：家庭医生签约服务中，第一次服务的印象很重要，决定了整个团队甚至基层医疗卫生机构的服务定位。应该注重任何人的第一次服务，而不是随意或随机服务。

锚定效应，一般又叫沉锚效应，是一种重要的心理现象，是指当人们需要对某个事件做定量估测时，会将某些特定数值作为起始值，起始值像锚一样制约着估测值。在做决策的时候，人们会不自觉地给予最初获得的信息过多的重视（心理学家特沃斯基和卡尼曼曾因此发现获诺贝尔奖）。锚定是指人们倾向于把对将来的估计和已采用过的估计联系起来，同时易受他人建议的影响。当人们对某件事的好坏做估测的时候，其实并不存在绝对意义上的好与坏，一切都是相对的，关键看你如何定位基点。基点定位就像一个"锚"一样，它定了，评价体系也就定了，好坏也就评定出来了。

政策指引中鼓励基层医疗卫生机构设立专家工作室、开设联合病房，作用不仅仅是提高基层医疗卫生机构的知名度这么简单。在整个服务的过程中，给我们的全（专）科医生也是设立了一个"锚"。我们专家的专业水准、与居民沟通的方式、教学查房的方式、团队管理能力等，使得我们的团队有个前进的目标。

第三节 基于认知理论的行为干预

一、非理性行为干预

非理性行为的相关概念正在积极应用于糖尿病、肺病、睡眠障碍等慢性疾病的管理中。英国学者开发了助记符"MINDSPACE"，以帮助制定潜在的干预措施来纠正或改变非理性行为偏差，称为"轻推（nudge）"。MINDSPACE代表"信使、激励、规范、默认、显著、启动、情感、承诺和自我"（见表8-2）。

"信使"是指考虑谁将向患者传达"信息"（例如，考虑如果医生、护士或健康倡导者进行干预，干预是否最有效）。"激励"可以是财政激励或社会激励。社会"规范"可以用于临床实践，以使医生保持一致行为特征。"默认"设置，例如在电子病历中创建首选项列表，可以用于简化成本。"显著"是指考虑如何将注意力吸引到你希望人们记住的关键点上，特别是通过使用新颖、简单和易于访问的信息。在护理患者时，可以在病房使用海报，展示患者饮食良好、感觉良好，并简单传达健康饮食的重要性。"启动"可以让患者了解可能需要更积极的治疗，让患者有时间适应这一概念。这些疗法的营销广告也起到了启动机制的作用。然而，启动的概念更广泛指的是影响随后行为的景象、感觉或言语。情绪体验或"情感"会对行为产生显著影响。处理或唤起情绪有助于刺激变化（例如，酒后驾车广告会唤起情绪来强化重要信息）。"承诺"（如存款协议和预承诺合同）有助于激励健康行为。最后，"自我"指的是对积极自我形象的追求。家庭医生签约倡导者可能会在居民的签约教育中发挥作用。这种帮助他人的机会为这些倡导者创造了积极的自我形象。

表8-2 MINDSPACE助记符

缩写	代表	解释
M	Messenger	人们深受信息传递者的影响
I	Incentives	人们对激励措施有反应，尤其是他们容易受到损失厌恶的影响
N	Norms	人们受他们对他人行为的看法的影响
D	Defaults	人们深受默认选项的影响
S	Salience	人们尤其受到可见和新的激励措施的影响
P	Priming	人们会受到潜意识暗示的影响
A	Affect	情感决定决策
C	Commitment	偏好与时间不一致的人可能会寻求预承诺
E	Ego	人们更喜欢以让自己感觉更好的方式行事

制定非理性行为干预措施的第一步是了解问题，包括所涉及的动机和情绪。这一步需要进行定性研究，以更好地了解成功的障碍和促进因素。在这种情况下，居民对家庭医生签约的认知不足可能是影响签约的重要障碍之一；额外的障碍包括居民传统的就诊习惯和"被服务"模式，缺少自我管理和主动健康的习惯。促进因素包括成功签约居民的示范影响。

第二步，需要考虑激励居民完成家庭医生签约的所有方式（图8-1）。家庭医生（即信使）可以告知居民他们将获得的所有积极益处（针对"情感"），或者另一名签约居民可能会告诉其他居民家庭医生签约后的个人经历以及他们从中获得的益处（起到社会"规范"和"框架"元素的作用）。这些讨论可能会促使家庭医生和居民更详细地讨论家庭医生签约制度。如果居民能够开始签约，他们可能会体验到更强的自我效能感（积极的自我形象或"自我"），尤其是如果患者早期受益（解决当前的偏见）。使用短信提醒和张贴成功签约居民的海报也可能促进这种活动（起到"启动"和"显著"元素的作用）。在进行家庭医生签约咨询时，可以主动咨询和寻求相关资讯，其中包括关于如何开始签约服务以及在哪里了解更多信息的基本信息。承诺策略可用于鼓励居民签约并坚持目标。从纸质或电子健康档案网站上居民可以选择他们每天或每周几天要实现的目标；居民可以通过电子方式签署一封带有承诺的信件，该信件将张贴在网站上，以便访问。此外，如果居民没有达到目标（提供"反馈"），社区医生可以设置电子提醒功能，定期提醒他们。

另外，激励措施也是鼓励行为改变的有效方法。激励策略可以用于养成新习惯（体育活动）、实现目标（减肥）、保持行为（药物依从性）或停止活动（戒烟）。目前已经开发和测试了许多类型的激励措施，特别是在增加体力活动、戒烟和减肥方面。激励措施通常包括财政激励或社会激励。社会激励通常有两种方式。首先，人们从根本上关心别人对他们的看法。当个人知道其他人在观察时，他们总是表现得最好，这表明改善健康行为的干预措施可以包括让患者的行为被其他人观察，例如，在他们的医疗保健活动中建立合作小组，即目前常用的同伴教育或自我管理小组。其次，人们从根本上以他人的行为为榜样，这表明让同龄人的健康促进活动被其他患者看到有助于改善他人的健康行为。

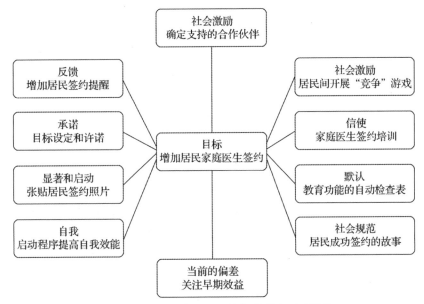

图 8-1 增加家庭医生签约包的潜在干预措施

采用"MINDSPACE"（代表"信使、激励、规范、默认、显著、启动、情感、承诺和自我"）中包含的一组原则，以及其他概念，可用于改善居民参加家庭医生签约的参与度。

这些方法可以通过各种涉及竞争或团队建设的游戏来实现。例如，体育活动干预措施以鼓励竞争的方式构建，使一个人每周"赢得"最多的步数（或在一周中最频繁地实现日常目标）。或者可以使用支持性团队结构，同伴支持，以团队获胜。添加游戏成分（游戏化）可以增强许多社会激励，并可能延长有效期。例如，游戏的组成部分包括使用奖牌或奖杯来提高参与度或达到目标，或维持高胜率以保持人们的动力。

二、非理性行为对家庭医生签约的影响

非理性就医的深层原因来自社区居民、医疗供方、政策管理各方。

（一）政策及管理方面的非理性原因分析

一般而言，在众多的利益主体中，有关部门是最为理性的一方。但在各种因素的影响下，有关部门也会出现非理性的决策。国家及地方配套政策措施缺乏，支持力度有待提高。实施家庭医生签约服务需要全方位地完善配套政策及措施，如医保支付方式、医务人员绩效考核及激励机制、医疗机构定价及补偿机制、家庭医生准入标准等。虽然近年来国家出台了一系列配套政策，但大多是宏观政策或指导性意见，缺乏更为统一、详细、规范、可操作性的实施办法，这给推进家庭医生签约服务带来诸多障碍和不确定性，影响了社区居民与家庭医生签约、续约的积极性，进而影响签约服务的质量和效率。

（二）家庭医生非理性原因分析

家庭医生工作满意度不高、社会认可度低、激励机制不足，导致实施家庭医生签约过程的非理性行为。例如，信息不对称的情况下如何确保检查和治疗的合理性，药品的推荐使用等环节容易出现趋利性的非理性行为。还有一些医务人员出于自身保护的需要，为避免医患纠纷，也会选择疗效确定但费用较高的诊疗方案。家庭医生的培养经历和绩效激励机制，影响到对家庭医生签约服务重要性的认知，也会影响家庭医生签约服务的质量和数量。

（三）社区居民非理性原因分析

社区居民对家庭医生签约服务的签约意愿不高，其非理性原因涉及人口学特征、认知情况、主观态度、既往经历等因素。部分社区居民处于青壮年，因患病较少缺乏签约家庭医生的动力。社区居民的慢性病患病种类、基层就诊经历、医生服务态度，会让他们主观认为家庭医生的技术水平无法满足其医疗需求，签约后会影响先前正常的诊疗活动，签约服务内容对其帮助不大。更为重要的是，部分居民不完全了解家庭医生签约服务，对签约服务认知度较低，尚未掌握与签约服务相关的信息内容，影响签约的意愿。

三、理性行为干预及对家庭医生签约的影响

理性行为干预是传统行为干预的核心部分，常用的健康行为理论都适用于健康行为干预。基于个体水平的健康行为理论包括知—信—行理论、健康信念模式、保护动机理论、行为阶段改变模式、计划行为理论等。基于人际水平的健康行为理论包括社会认知理论、

社会网络与社会支持理论、紧张和互动模式等。基于社区水平的健康行为理论包括创新扩散理论、社区组织改变理论、社会营销理论等。

英国 UCL 大学的苏珊（Susan Michie）教授于 2011 年提出了行为改变轮（Behaviour Change Wheel，BCW）框架，它是基于系统文献综述中确定的十九个行为改变框架开发而成，成为目前较为流行的综合性健康行为干预理论框架。BCW 分为三层：核心层或机制层是 COM-B（Capability-Opportunity-Motivation-Behaviour），即能力、机会、动机和行为模型，能力分为生理能力和心理能力，机会分为物理机会和社会机会，动机分为自主动机（非理性行为的动机）和反思动机（理性行为的动机），这六个维度又对应十四个理论域框架（Theoretical Domains Framework，TDF）。外两层为干预层，中间层为九个干预功能，包括教育、培训、说服、激励、强制、限制、示范、赋能、环境重构，可根据特定的 COM-B 分析进行选择；最外层为七个干预政策，包括沟通/营销、公共服务、指南、财政、规则、法律、环境/社会规划，可以支持九个干预功能的实现和发挥长期效用。BCW 提供了一种系统的方法，根据对目标行为的理解来确定相关干预功能和干预政策。一般干预功能可以转化为改变行为的特定技术——BCT（Behaviour Change Techniques，BCTs）分类训练。BCW 得到广泛推广使用的原因是它实现了从行为诊断到行为干预的全过程，全面系统地分析行为的障碍和促进因素，通过系列步骤研制针对性的干预包，评价干预包实施过程的效果。

尽管前面罗列了若干非理性行为对家庭医生签约的影响，但是理性行为对家庭医生签约的影响是持久的，有助于形成新的就医习惯（新的非理性行为）和提升社区居民主动健康能力。在制定非理性行为干预措施（轻推）的过程中，提升家庭医生对签约服务的重视程度和沟通能力、通过教育提高社区居民对签约服务的认知、通过培训增加社区居民使用签约服务能力（助推）都是十分关键的方法（见表 8-3）。

表 8-3 "轻推"与"助推"的策略对比

维度	轻推	助推
认识基础	"系统 1" 利用认知缺陷性	"系统 2" 利用认知可塑性
干预核心	行为	能力
干预特征	被动选择、模糊性	自主选择、透明性
干预方式	MINDSPACE 为主	BCW 为主
效果评价	直接、短效、成本低廉	间接、长效、成本适度

第四节 案例分析

以某区家庭医生签约服务包的实施过程为例，阐述双系统认知理论在提升家庭医生签约服务中的应用。

一、某区家庭医生签约服务现状

某区将家庭医生签约服务内容划分为三大类,主要包括咨询诊疗类(提供疾病防治知识咨询、常见病和多发病诊疗、外转医疗机构选择建议等),保健养生类(在国家基本公共卫生服务项目基础上,提供健康体检、病情监测、健康评估、个性化健康教育、中医养生、疫苗预防接种等),以及延伸服务类(如上门随访、家庭病床、家庭护理指导、非基本药品代购、医疗保险推介等)。这些服务项目被整合打包,针对不同群体的需求,形成了不收费的基础服务包(以下简称"基础包")和适当收费的个性化服务包(以下简称"个性包")。

2017年5月,某区的"基础包+个性包"家庭医生签约服务模式被原国家卫计委推荐为全国五种典型模式之一,并得到了广泛的认可与推崇。2020年该区对原有的服务包内容进行了优化调整,新的服务包依然分为三大类:基础包、健康管理综合服务包、个性化服务包。基础包主要涵盖基本公共卫生服务项目;健康管理综合服务包则包括孕婴安康包、居家养老服务包、关爱健康服务包和关爱健康高值服务包;个性化服务包则包含高血压包(A包和B包)、糖尿病包(A包和B包)、慢阻肺包、65岁以上老年人包、妇女包(育龄专享包、宫颈病变包、乳腺病变包)及关爱包(肿瘤对象包、大手术后对象包、失能压疮对象包)。居民可以根据自身健康状况、经济能力和健康需求,在知情、自愿的基础上自主选择。签约服务包的总价明显低于各单项服务价格之和,总价在扣除医保和基本公共卫生服务补偿后由个人支付。如果居民选择多个服务包,则按累计价格收费。该区家庭医生签约服务的实施主要遵循宣传、签约、服务(履约)和评价的流程。

然而,该区家庭医生签约服务的发展与制定的家庭医生制度全覆盖目标之间仍存在较大差距。居民对这项政策的认知度和参与度不高,许多人在观念上还未接受家庭医生提供服务的形式,仍习惯于有就医需求时选择大型综合医院或专科医院。此外,在服务包的供给与选择上,还存在覆盖面不广、内容不全等问题,严重影响了家庭医生签约服务的进一步推广。具体体现在以下几点。

(一) 对家庭医生签约服务了解度不高

调查显示,46.63%的居民不了解家庭医生签约服务包,其中65.94%未签约的原因是对服务内容不熟悉,有21.25%的居民认为没有签约的必要。已签约的居民中,66.44%选择了基础包,健康管理综合服务包选择人数寥寥,高血压、糖尿病等个性化服务包签约率为34.93%。

(二) 家庭医生签约服务利用率较低

在随机访谈的已签约居民中,最近一个月内联系过家庭医生的仅占59.59%。在首诊机构的选择上,46.46%选择了乡镇卫生院或社区卫生服务中心,其中签约居民占54.79%;41.62%选择了区级医院,其中签约居民占33.56%;10.19%选择了市级及以上医院,其中签约居民占33.56%。尽管签约居民相较未签约居民更倾向于选择基层首诊,但总体选择人数仍然较少。

(三) 对家庭医生签约服务的评价不一

68.49%的居民认为家庭医生服务对常见病诊疗有显著作用,61.64%的居民认为开药方便,34.25%的居民认为有助于降低医疗费用,34.82%的居民认为提高了就医便捷性。然而,仍有21.23%的居民认为签约后效果不明显。

(四) 家庭医生签约服务的供需差距

居民对家庭医生签约服务的需求与实际供给存在较大差距。已签约居民中,87%希望提供优先就诊服务,但实际获得此服务的仅占12%;74%希望上浮医保报销比例,但实际感受到比例上浮的仅占22%。调查数据显示,供需差距最小的服务项目是健康体检。

通过上述分析可以看出,家庭医生签约服务在提升居民健康管理的过程中仍存在诸多挑战。双系统认知理论的应用可以帮助更好地理解和改善居民在选择和利用这些服务包时的心理过程,从而提高服务的推广效果。

二、某区家庭医生签约服务存在的问题

(一) 家庭医生签约服务包的服务性不足

(1) 服务包的种类较为单一。个性化服务包的设计主要面向经济困难群体、慢性病患者和特殊关爱的老年人群体,例如慢性病患者、0—6岁儿童、65岁以上老年人、孕产妇、建档立卡对象等。个性化服务虽然针对特定人群进行了设计,但未能全面覆盖其他群体的健康保健需求。

(2) 服务包项目组合固化。由于基本公共卫生服务的发展在前,家庭医生签约服务起步在后,居民已经能够感受到基本公共卫生服务对其健康的积极影响,但该区家庭医生签约服务中的基础包项目与基本公共卫生服务内容高度重叠,缺乏其他增值项目。因此,居民在签约前后所能享受的服务并无显著差异,无法明显感受到签约家庭医生所带来的额外好处,导致居民签约意愿不高,进而影响了签约率的提升。

(3) 可选择的服务项目有限。实际生活中,居民因经济收入、教育水平、对疾病的重视程度以及身体健康状况的差异,对健康保健的需求也各不相同。有些居民由于经济状况稳定、健康保健需求较高,或者对医疗保健有一定研究,他们倾向于选择更精准、更先进的服务项目组合。然而,由于当前服务包的选择有限,这部分有意愿签约的居民在选择上受到了阻碍,最终无法顺利签约,同样影响了签约率的提升。

(二) 家庭医生服务包的利用率不高

(1) 居民对家庭医生签约服务的知晓率不高。约40%的居民表示不知道或没听说过家庭医生签约服务,表明该区在政策宣传方面还有很大的提升空间。要实现家庭医生政策的

全面覆盖，首先需要确保每位居民都知晓家庭医生政策的存在。尽管有 51.85% 的居民知道家庭医生政策的存在，但他们对具体内容缺乏了解，这在很大程度上影响了他们签约的意向，进而限制了签约率的提升。在实际工作中，许多家庭医生也反映居民对签约服务了解不足，宣传工作不到位成为推广家庭医生签约服务时的一大困难。

（2）居民对家庭医生服务不适应。一方面，受传统就医观念的影响，居民习惯于"看病"与"被动接受服务"的模式，签约后主动寻求服务的居民较少，导致他们未能感受到签约服务的优势，进而无法提高对签约服务的认可度，出现"签而不约"的现象。另一方面，居民习惯于前往大医院就诊，对基层医疗卫生机构的诊治水平缺乏信任，不愿意联系已签约的家庭医生，导致基层医疗资源得不到充分利用，影响了家庭医生签约服务包的价值实现。

（3）居民对家庭医生服务重视不够。受"重治疗轻预防"观念的影响，居民的健康管理意识较为薄弱，往往在疾病初期不予重视，直到病情严重时才选择就医，导致小病拖成大病。由于居民对家庭医生签约服务包的利用率不高，家庭医生作为健康"守门人"的作用未能得到充分发挥。

（4）家庭医生对服务的认识不足。一些家庭医生认为他们仅需满足慢性病患者的检查、配药等常规服务，对"治未病"的预防保健服务重视不够，未能在患者就诊初期提供有效指导，导致居民未能获得更有针对性的医疗服务。这使得居民签约后的获得感不强，对家庭医生的作用产生误解和偏见，从而影响了家庭医生服务包的利用率提升，也不利于家庭医生制度全覆盖目标的实现。

（5）居民对家庭医生服务认可度不高。居民对家庭医生服务包中优先就诊、优先转诊的期望较高，但实际操作中受"看病难"问题影响，复杂繁重的就诊过程给居民带来了诸多不便。若能通过与家庭医生签约缩短正常就医流程，实现签约后的优先就诊，居民的就医便捷性将大大提高，签约服务包的利用率也会相应增加。然而，当前服务包中未涉及签约后就医流程的优化，居民仍需遵循常规流程就诊，削弱了家庭医生服务包的实用价值，影响了居民对签约服务包的使用率。

三、某区家庭医生签约服务不足的原因

（一）家庭医生签约服务包设计局限性

（1）服务包种类设计不够丰富。该区将服务包的推广重点放在特殊群体上，如慢性病患者、居家养老人群、慢阻肺患者、孕产妇及儿童等。这种定位在家庭医生签约服务的初期是有效的，但从长远来看，仅针对特定群体设计的服务包并不全面。缺乏针对普通居民的服务包选择，限制了家庭医生签约服务的普及和推广，导致签约率提升困难，不利于家庭医生制度的全面覆盖。

（2）服务包项目组合缺乏灵活性。基础包项目设计中过多地引入了基本公共卫生服务

内容，使居民即使不签约家庭医生也能享受这些政策带来的好处，削弱了签约服务的吸引力。个性化服务包的设计也存在不足，尽管这些服务包针对不同人群的特点进行了定制，但居民的实际需求各异——收入水平、教育程度、健康管理习惯等方面存在差异。由于服务包是一个整体，其中可能包含了居民不需要的项目，但却无法自由选择或剔除特定项目，个性化特征未能得到充分体现，限制了家庭医生签约服务的进一步推广。

（3）服务项目选择不灵活。部分居民由于经济状况较好、文化水平较高，或对健康问题的重视程度较高，期望能选择更高标准、更为个性化的服务包。然而，家庭医生签约服务包仅提供基础包和针对特定人群的个性包，缺乏第三种选择，使得部分有意愿签约的居民无法根据自身需求组合服务项目，影响签约率。

（二）家庭医生签约服务包供需不匹配

家庭医生签约服务包的项目内容覆盖面和服务质量至关重要。一方面，当前家庭医生服务包仍主要以临床诊疗为主，预防护理和健康管理方面的服务供给相对较少。然而，签约居民不仅需要"治已病"的服务，更需要"治未病"的预防和健康护理服务，这对服务包在疾病防治和健康护理等方面提出了更高要求。由于该区大多数家庭医生团队主要由家庭医生、公共卫生医生和护士构成，缺乏专科医师、中医师、心理咨询师、康复治疗师等，难以满足居民多样化需求。另一方面，家庭医生签约服务包在解决"看病难、看病贵"问题上存在不足。目前该区的医共体发展尚不成熟，基层医院与上级医疗机构的联通不畅。家庭医生签约服务包中也未明确远程会诊、转诊途径和流程等具体内容，使得签约居民在专家会诊、优先预约转诊等增值服务方面得不到实际的便利。这导致服务包的供给与居民的多样化需求之间存在不匹配，无法有效缓解"看病难"的问题，降低了居民对服务包的使用意愿，阻碍了家庭医生签约服务的进一步推进。

在医疗费用方面，该区的家庭医生签约服务包虽然在定价上提供了一些优惠，但在治疗成本上，医保报销政策的优势并不明显。签约居民在定点签约机构住院时的医保报销比例虽有提升，但转诊后的报销比例差别不大，也未能在门诊就医方面给予更多倾斜政策，未能有效引导居民优先考虑基层就医，影响了家庭医生签约服务的进一步发展。

（三）居民的认知观念存在偏差及宣传不到位

居民认知观念存在偏差。由于家庭医生在国内发展的时间不长，很多居民对这一新兴事物了解不多，接受度也不高。许多人误认为家庭医生就是"私人医生"，可以随时提供服务，但当签约后发现服务内容与预期不符时信任度便下降，从而对家庭医生政策产生误解。此外，长期以来，社会大众对基层医疗卫生机构的服务能力认可度不高，对基层家庭医生的服务水平也存有疑虑，无论大病小病，居民往往更倾向于去大医院就诊。这些认知偏差不利于家庭医生签约服务的推进。

当前，该区家庭医生政策的推广主要面向老年人群、慢性病患者、孕产妇等重点人群，这些群体对家庭医生已有一定认识。但对人群基数更大的健康居民和青壮年群体而言，家庭医生政策的普及度还不够，他们对这项政策的了解较少，因而认知出现偏差。传统观念和对政策的不了解导致他们对家庭医生政策的认可度和接受度更低，严重阻碍了家庭医生签约服务的全面覆盖。

家庭医生签约服务宣传不到位。居民认知观念的偏差与家庭医生签约服务政策的宣传不充分密切相关，主要体现在两个方面。首先，政策宣传不到位。一方面，政府宣传的覆盖面有限，导致部分居民从未听说过家庭医生，更遑论参与签约服务。另一方面，政策的内涵宣传不够深入，很多居民仅仅听说过"家庭医生签约服务"这个概念，但对于其具体内容却知之甚少。因此，许多居民不清楚签约的实际意义和可享受到的服务，导致他们对签约服务持谨慎和犹豫的态度。这种不深入的宣传直接影响了家庭医生签约率的提升，阻碍了家庭医生制度的全面覆盖。其次，政府在引导居民合理就医方面的政策支持相对不足。由于对家庭医生签约服务的内涵缺乏全面深入的了解，一些居民对家庭医生的角色存在误解，错误地认为家庭医生只是上门服务的医生，或认为他们的医疗水平较低，仅适合处理小病、提供便捷的配药服务。这些误解严重影响树立家庭医生作为健康管理者的形象。此外，传统观念也在作祟，许多居民对基层医疗机构的医疗水平存有疑虑，不愿在基层医院就医，担心耽误病情。出于对健康的重视和担忧，一些患者宁可忍受病痛在大医院排长队，也不愿意前往无需长时间等待的基层医疗卫生机构，从而影响了家庭医生服务的进一步发展。

四、家庭医生签约服务包优化建议

为了全面推进家庭医生签约服务，可以从理性行为和非理性行为干预的角度出发，采用"轻推"与"助推"相结合的方法。具体建议如下。

（一）灵活设置签约服务包的选择架构

开发适合多种群体的个性化服务包。针对不同群体的健康需求，量身定制家庭医生签约服务包。例如，儿童包可以纳入视力筛查、牙齿窝沟封闭、小儿中医推拿等受家长欢迎的服务项目；青少年包可包含心理咨询服务、健康知识教育、急救技能培训等项目；中年包则可考虑加入健康保健、健康筛查、健康理疗等服务内容。此外，考虑到当地居民较容易患风湿病、甲亢等疾病，可以开发针对这些疾病的专项服务包，吸引更多当地居民签约。

（二）拓展基础服务包的附加项目

针对基础包与现有基本公共卫生服务项目重叠的问题，应注重将具有强针对性、容易得到居民认可的项目纳入基础包中，以扩大受惠人群。比如，可以加入针对慢性病患者的管理和长期照护项目；也可以考虑适当增加居民看得见效果、接受度高的设备检查项目，如糖尿病并发症筛查、肿瘤筛查等，以提高居民的满意度。让基础包的内容更加丰富，避免简单复制基本公共卫生服务项目，从而更容易吸引普通居民参与签约。

(三) 增加个性化签约服务

针对具有特殊需求的居民，可以在家庭医生签约服务项目库中提供个性化选择，将居民的实际需求与家庭医生的指导意见相结合，自行选择所需的服务项目组成具有个性化的"私人定制包"，并给予一定的优惠政策。例如，上门导尿、褥疮护理等服务可以通过这种"私人定制包"提供。通过将各个医疗服务项目独立化，让居民可以根据自己的需求进行"下单"，从而更好地满足个性化需求。

第五节 展望

目前我国的家庭医生签约处于家庭医生制度内涵建设的初级阶段，居民有关家庭医生签约服务的认知水平对促进我国家庭医生签约服务的推行起到关键作用，也对我国未来基层首诊和分级诊疗格局的形成有重大意义。但目前探讨居民对家庭医生签约服务认知状况的研究较少，且缺乏理论研究。因此，有必要以认知理论为依据构建居民对家庭医生签约服务的认知框架，从双系统（理性认知和非理性认知）来全面把握居民和家庭医生的认知情况，进而探究认知存在的问题。值得注意的是，这些认知不是彼此割裂而是互相关联的，如家庭医生签约服务内容应以居民的自我认知为基础进行设计，这又与家庭医生团队的能力水平密切相关。因此，只有居民具备良好的认知水平，自发产生与家庭医生签约的连接行为，进一步加强家庭医生团队的能力建设，自我认知和社会认知共同作用，才能推动我国家庭医生签约服务相关工作的发展，促进我国基层首诊、分级诊疗格局的形成。

基于认知理论，提出以下三点政策建议，以进一步推动我国家庭医生签约服务的运行：

一是了解居民的自我认知和非理性认知，并以此为基础设计签约服务包。通过改善服务形式和调整服务模式，更好地契合居民的实际需求。

二是基于家庭医生现有的服务能力，设计与其能力相匹配的服务包，并通过适度宣传，提高居民对家庭医生的合理期望，增强对现有签约服务政策与内容的理解和认同。

三是进一步加强对家庭医生签约服务认知理论的实证研究，以充实现有研究，为家庭医生签约服务的发展提供科学的政策依据。

第九章

家庭医生签约服务供需关系

家庭医生签约服务作为深化医疗卫生体制改革、推进分级诊疗制度建设的重要举措，对于优化基层医疗卫生服务模式、有效提升服务供给、引导居民就医行为和关注自我健康的方式、提高居民医疗卫生需求可及性具有重要意义。

然而，医保政策、就医趋高等多方面的原因，导致了现有的居民基层首诊率、家庭医生签约率和续约率等仍然持续低位运行，存在着"签而不约"等问题。从供需角度分析，家庭医生签约服务供方主导，但居民的健康需求是驱动内核，供求关系的变化是供需平衡、动态调整、信息对称、服务品质与效率以及市场参与与竞争等因素综合所致。

一、供需匹配理论

供需匹配理论主要探讨的是如何有效地将供给与需求进行匹配，以达到资源的优化配置和满足市场需求的目的。供需匹配理论起源于经济学，它强调供给方提供的产品或服务应与需求方的实际需求相匹配，以达到供需平衡的状态。这种匹配不仅体现在数量上，还体现在质量、种类、时间等多个维度上。为了实现供需匹配，供方需要制定有效的匹配策略。这包括需求调研以了解需求方的真实需求，优化生产或服务流程以提高供给效率，以及运用现代信息技术手段（如大数据、云计算、人工智能等）来精准对接供需双方。供需匹配不仅仅是数量上的对接，更重要的是价值上的契合。供给方提供的产品或服务应能够满足需求方的价值诉求，包括功能价值、情感价值、社会价值等多个方面。只有实现价值契合，才能建立起长期稳定的供需关系。

供需匹配是一个动态的过程，需要随着社会环境和需求方需求的变化而不断调整。因此，需要建立灵活的供需匹配动态调整机制，以便快速响应市场变化。供需匹配理论广泛应用于各个领域，包括制造业、服务业、物流业、共享经济等。在服务业中，它帮助服务提供方更好地满足客户需求；在物流业中，它优化物流资源的配置，提高配送效率；在共享经济中，它实现供需双方的精准对接，提高资源利用率。

二、家庭医生签约供需匹配理论

（一）供需平衡原则

家庭医生签约服务的供需匹配首先要求供需双方在数量、质量上达到平衡状态。家庭医生团队的服务能力应与社区居民的健康需求相匹配，确保每位有需求的居民都能获得及时有效的医疗服务。

（二）动态调整机制

鉴于居民健康需求的多样性和变化性，供需匹配需要建立动态调整机制。家庭医生团队应根据签约居民的健康状况、就医习惯等变化，灵活调整服务内容和方式，以满足居民的个性化需求。

(三) 信息对称与沟通

实现供需匹配的关键在于信息对称与有效沟通。家庭医生团队应通过多种渠道了解签约居民的健康需求、偏好及反馈意见，同时向居民普及家庭医生签约服务的相关政策、服务内容、优势等信息，增强双方的信任与合作。

(四) 服务品质与效率

供需匹配还强调家庭医生签约服务的品质与效率。家庭医生团队应不断提升自身的专业素养和服务能力，确保为签约居民提供高质量、高效率的医疗服务。同时，通过优化服务流程、利用现代信息技术等手段，提高服务效率，降低服务成本。

(五) 市场参与与竞争

鼓励市场参与是提升家庭医生签约服务供需匹配度的重要途径。充分发挥鲶鱼效应，通过引入社会办医疗机构、鼓励良性竞争等方式，可以促进家庭医生签约服务的多样化、专业化发展，满足居民多样化的健康需求。

综上所述，家庭医生签约供需匹配理论是一个涉及供需平衡、动态调整、信息对称、服务品质与效率以及市场参与与竞争等多方面的综合理论框架。

2019年上海市家庭医生签约服务的需求与供给匹配性分析，呈现了居民的需求与医疗卫生机构供给的差异性，提示应加强对家庭医生签约服务供需研究，目前主要集中在以下几个方面。

(1) 供需视角下的现状研究。实行家庭医生签约服务被视为推动分级诊疗、深化医药卫生体制改革的重要手段。目前，对家庭医生签约服务的研究主要从供需两个角度进行。需方研究集中在家庭医生签约服务的现状、知晓率、签约（续签）率和满意度等方面。供方研究则集中在签约服务主体（家庭医生团队构成）、激励机制、培养和教育等方面。研究认为目前强调了完善家庭医生激励机制和团队构成、加强家庭医生队伍培养和教育的重要性，但缺乏供方角度的实证研究。

(2) 需求管理研究。家庭医生签约服务虽然由供方主导，但其核心是需方驱动。目前对家庭医生签约服务的需求侧研究主要集中在签约服务需求意愿与选择偏好、签约服务效用与体验、签约服务供需匹配管理等方面。缺乏从需求管理视角开展签约服务供给优化的研究，围绕家庭医生签约服务，构建需求管理模型。

(3) 供需匹配优化研究。这方面的研究着重于解决家庭医生签约服务与签约需求之间的不平衡问题。从需方角度挖掘签约服务的需求，供给匹配需方的需求，以更好地实现社区签约服务工作的持续推行。总的来说，家庭医生签约服务的供需匹配管理研究强调了从供需双方的角度进行深入分析，以及通过优化需求和供给来提高服务的有效性和满意度。

为引导供需匹配，2011年美国内科委员会（ABIM）发起对低价值服务的"明智选择"倡议，重视全科医生"守门人"的作用，增加临床指南和医生对患者的教育时间。设置低价值服务目录，引导医生和患者减少对低价值服务的利用，以减少医疗资源浪费。另外,利用医患共同决策(Shared Decision-Making,SDM),体现患者偏好,提高医疗供给决策质量。

个人认为,为应对人口老龄化,家庭医生制度势在必行,在三医联动的大前提下,唯有强基层,才能满足14亿人口的大健康需求。而强基层的重任落在了供给侧改革,人才队伍是关键,全科医生能力提升是重中之重,让居民充分认识全科医生解决疾病的能力是当务之急,能力得到认可后,签约服务水到渠成。同时,服务模式的创新也是迫在眉睫,例如前置全科医生,在赋能的基础上进行赋权,强化基层首诊(医生)的权限,而实施良好的家庭医生签约服务已经被证明与更好的健康结果和医疗保健成本控制呈正相关。最后,医疗卫生机构的绩效管理原则中激励的作用大于惩戒,因此,医保在重医疗规范的同时注重节流的效率,更应该开源,一切皆因需求的增量变化。

三、家庭医生签约服务中供需失衡的表现及对策

(一)家庭医生签约服务供需匹配现状

需求分析:患者对家庭医生签约服务的需求多样化,且不同人群有不同的偏好。老年人、慢性病患者、孕产妇等特殊人群更倾向于选择家庭医生签约服务,以便得到全面、连续的医疗服务。同时,患者对于服务的内容、质量、医生的专业能力等方面也有着不同的要求。

供给分析:家庭医生签约服务的供给方主要包括基层医疗卫生机构,逐步延伸到二三级医院、非公医院等。这些机构和医生团队提供的基本医疗保健服务包括健康管理、慢性病管理、康复保健等。然而,不同机构和团队的服务内容和质量参差不齐,供给方对于居民需求满足的态度和措施也存在差异,亟须规范化和标准化。

(二)供需失衡的表现

需求大于供给:居民对家庭医生签约服务的需求旺盛,但现有的家庭医生数量和服务能力难以满足。这导致签约难、服务不到位等问题。

服务内容不匹配:家庭医生签约服务内容可能较为单一,未能充分满足居民的多样化健康需求。部分居民对家庭医生的角色定位、服务内容等缺乏了解,导致签约意愿不强。

资源分配不均:优质医疗资源多集中在大型医院,基层医疗机构的资源相对匮乏,两个供给方的不联动,影响了家庭医生签约服务的质量和效果。

认知不足:居民对家庭医生签约服务的认知度和接受度不高,部分居民对家庭医生的信任度较低,影响了签约服务的普及和推广。

(三)启示

居民健康需求会随着时代的变化而变迁,其速度与消费的变化速度一致。目前政策要求提供的服务,如建立健康档案、健康知识的宣传讲座、自我管理小组、健康咨询等内

容，与居民自我反映的需求基本不匹配。签约居民作为需求驱动方，排名前列的需求分别为：处方和药品与大医院同质，方便拿药或配送到家，免费的健康体检，绿色转诊和家门口专家坐诊资源。这些说明了政策的引导性不强，同时专家学者根据国外的文献综述得到的服务趋势并不能反映国内的实际情况，这些现象启示我们，应尽快转需求、扩供给，达到供需均衡。

（四）对策

(1) 加强人才培养和引进力度：加大对全科医生的培养力度，提高家庭医生的专业素质和服务能力。同时，鼓励优秀医疗人才下沉基层，充实家庭医生团队。

(2) 丰富服务内容：根据居民需求，丰富家庭医生签约服务的内容，提供个性化、综合化的健康管理服务。政策制定者应充分研读国家政策，创新发展个性化签约服务内容，落实国家"两个允许"等政策，赋予签约应有的服务价值。

(3) 优化资源配置：加强基层医疗机构建设，提高基层医疗机构的服务能力和水平。推动医联体建设，实现医疗资源的共享和优化配置。

(4) 加强宣传引导：开展健康教育活动，增强居民对家庭医生的信任感和依赖感。多渠道加强对家庭医生签约服务的宣传引导，提高居民的认知度和接受度。加强健康宣教，提高居民的健康意识和自我保健能力。

(5) 完善激励机制：建立健全家庭医生签约服务的激励机制，通过薪酬激励、职称晋升等方式激发家庭医生的工作积极性和创造力。同时，加大对家庭医生签约服务的财政补贴和政策支持力度。

四、结论与展望

家庭医生签约服务供需匹配管理是实现服务有效供给和满足客户需求的关键。通过加强需求调研与分析、提升供给能力、加强沟通与互动、完善激励机制等措施，可以实现供需匹配的有效管理。未来，随着医疗技术的不断进步和患者需求的日益多样化，家庭医生签约服务供需匹配管理将面临更大的挑战和机遇。因此，需要不断探索和创新管理策略和方法，以适应医疗市场的变化和满足患者的健康需求。

第十章

对策和建议

维系健康是一种责任。作为个体，健康是每个人追求的目标。作为医疗服务提供者，在有限的资源下，发挥最大效能，提升服务能力，解决居民的健康需求，是服务之本。人群的健康是立国之基。家庭医生作为全科医学的核心角色，在医疗体系中发挥着重要作用。他们为患者提供全方位、全周期的医疗服务，促进医疗资源的合理利用，提高医疗质量。家庭医生签约服务在供需双方之间建立起长期、全程、近距离的服务方式，签订互信互助的契约，主动服务，解决居民健康需求，其本质和内涵与中华民族数千年形成的中医文化和诊疗模式息息相通、一脉相承。用博弈原理来分析医疗卫生事业发展趋势，一是从医疗卫生机构与居民需求各自角度来分析，供需双方谁受益；二是当两者不可调和时，政府制定政策的最大原则是广受益；三是三医联动下，从各方权益主张来分析，最受益的途径无疑是预防保健、少得病、少住院、提升自我健康管理的能力，这也是2020年6月1日起施行的《中华人民共和国基本医疗卫生与健康促进法》和卫生工作方针的主旨。而家庭医生签约服务中很多的服务内容是以"保健康"为宗旨。

国家层面出台《健康中国行动（2019—2030年）》，围绕疾病预防和健康促进两大核心，提出将开展15个重大专项行动，促进以治病为中心向以人民健康为中心转变，努力使群众不生病、少生病。政策不仅是要开展健康的宣传倡导，而且聚焦当前人民群众面临的主要健康问题和影响因素，强调从"疾病"为中心向以"健康"为中心的转变，推动实现"四个转变"。一是在定位上，从"以治病为中心"向"以健康为中心"转变。全方位聚焦影响人民健康的主要因素，包括生活行为方式、生产生活环境和医疗卫生服务问题，针对重点疾病、重点人群及不同生命周期所面临的突出健康问题，提出明确的行动规划。二是在策略上，从注重"治已病"向"治未病"转变。努力使每个人能够了解必备的核心健康知识与技能，把"个体是自己健康第一责任人"的理念落到实处。三是在主体上，从"依靠卫生健康系统"向"社会整体联动"转变，把健康融入所有政策，努力实现"政府牵头、社会参与、家庭支持、个人负责"的健康中国实践格局。四是在行动上，努力从"宣传倡导"向"全民参与、个人行动"转变。动员全社会行动起来，全民参与、共担责任、共享健康成果。行动的目标，推动着新一轮医改，去疴除弊，推陈出新，国家推行的家庭医生制度势在必行，作为健康"守门人"的家庭医生到底能为我们带来什么？应该是定位明确，转变服务模式和就医观念，前置全科医生，赋能赋权，强化基层首诊，推动分级诊疗实现；签约服务，充分沟通，建立信任关系，构建和谐的医患关系，积极应对健康老龄化等新挑战。

本书第一章和第二章综述了国内外家庭医生签约服务的模式及发展历程。各国的医疗模式及家庭医生签约服务方面都有其特色，但家庭医生签约服务仍具有以下共同点：一是家庭医生是基层医疗卫生服务的核心，负责居民的健康管理、基本医疗、预防保健、个性化的健康指导和教育等。二是家庭医生与居民签订服务协议，建立长期稳定的服务关系，提供连续性、协调性和综合性的服务。三是家庭医生与其他医疗机构和专科医生形成有效的分级诊疗和双向转诊机制，实现资源优化配置和服务质量提升。四是家庭医生签约服务受到政府的支持和监督，享有一定的政策优惠和激励措施。五是资金筹集多元化，鼓励引入社会基金、商业保险等在内的多渠道资金参与家庭医生签约服务支付体系。

基于国家卫健委的相关政策资料，梳理了我国家庭医生签约服务的发展阶段，按照不同时期我国家庭医生签约服务的相关政策内容及工作目标，将其分为四个发展阶段并进行分析，全面研究了我国家庭医生签约服务自开展以来的进展情况，从服务内容设置、服务供给双方、服务激励机制等多个方面分析家庭医生签约服务发展现状。随着我国社会经济的不断发展和人民群众对健康需求的持续增长，我们要加快推进"健康中国"建设，努力全方位、全周期保障人民健康，这就要求加快我国家庭医生签约服务的发展。一要进一步扩大服务供给，有序扩大家庭医生队伍来源渠道，鼓励各类医生到基层医疗卫生机构提供签约服务，支持社会力量参与，以满足居民个性化、多元化的健康需求；二是强化家庭医生培养培训，加强全科专业住院医师规范化培训、助理全科医生培训等，优化家庭医生的临床诊疗服务能力和全科理念、知识、技能培训体系；三是丰富服务内容，提升医疗服务能力，提高基本公共卫生和健康管理服务质量，保障合理用药，开展上门服务，优化转诊服务，加强中医药服务，形成有序就医秩序；四是优化服务方式，弹性化签约服务，鼓励组合式签约，推进"互联网＋签约服务"，提供健康咨询服务，突出重点人群服务，结合企事业单位、学校等功能社区拓宽需求服务范围；五是完善保障激励机制，加强组织创新，健全家庭医生签约服务保障制度，切实保障激励机制落实落地，充分调动家庭医生团队的积极性；六是加强宣传引导，提高群众对家庭医生签约服务的知晓率，合理引导居民预期，营造良好的签约服务的社会氛围。

第三章简要分析了家庭医生签约服务包的设计要点和原则。作为连接供需双方的服务包，可以充分利用营销学相关原则，根据居民的需求，遵循服务包设计的原则和必备要素，设计出个性化服务包，同时做好履约服务，并利用服务营销的理念，以提高家庭医生签约服务中居民的签约意愿和满意度。注重关系营销，注重与居民形成"亲密"关系，培养其亲和感、归属感，创造出价值转型关系，满足其高层次需求。

第四章从供需视角分析江苏省家庭医生签约服务政策执行情况。家庭医生签约服务作为深化医药卫生体制改革的一项重要举措，其目标在于构建以家庭医生签约服务团队为核心的新型医疗服务模式，旨在提升基层医疗卫生服务能力，优化医疗卫生资源配置，增强社区居民的健康管理意识。本部分从供方与需方的视角出发，深入分析了家庭医生签约服务的供给成效及其面临的挑战，探讨了影响居民履约行为的多维度因素，为进一步优化政策的执行提供了参考。

近年来，江苏省家庭医生签约服务取得了显著成效，然而在实际运行过程中也面临一些挑战。从供给侧来看，家庭医生团队面临的主要难题包括专业化人才缺口较大、相关部门协同性不足以及沟通机制不够健全。虽然家庭医生团队数量有所增加，但全科医生尤其是优秀全科医生的短缺限制了签约服务的深度和广度，影响了家庭医生签约服务的质量和效率。从需求侧来看，虽然家庭医生签约率持续上升，但签约居民的主动履约行为并不显著。居民对家庭医生的认知存在偏差，许多居民仍倾向于前往大医院就诊，这反映了家庭医生服务的吸引力和居民信任度有待进一步提升。居民的健康管理意识也影响了其主动利用签约服务的积极性，这要求政府要从政策宣传和健康教育上做出更大的努力。

为了进一步推进家庭医生签约服务政策的执行，从供方和需方两个层面提出以下策略：就供方而言，强化家庭医生体制和机制建设是基础，需完善配套的政策举措，共建支持家庭医生签约服务的社会网络，拓宽筹资渠道，确保签约服务的可持续性和稳定性。就需方而言，一方面，居民的就医观念需要转变，通过普及健康生活方式和促进自我健康管理来提高居民的健康意识；另一方面，基层医疗卫生机构应通过提供个性化的医疗服务来增强签约服务的黏性，这可以通过开展健康教育活动和加强家庭医生与居民之间的互动来实现。

综上所述，江苏省家庭医生签约服务政策在推动基层医疗服务发展和优化医疗资源配置方面取得了积极进展，特别是有效提高了重点人群的健康管理水平，但也面临部分现实问题。通过实施上述建议，可以进一步提升政策的执行效果，实现家庭医生签约服务的目标，为居民提供更优质、便捷的服务。

家庭医生签约服务实施效果评价部分，旨在为家庭医生签约服务实施效果的评价提供理论依据、方法指导和实践建议，以推动该服务的持续优化和高质量发展。首先，根据家庭医生签约服务特点，介绍了几种国际通用的卫生项目效果评价理论模型，包括"结构—过程—结果"（SPO）模型、"结果链"模型、服务质量差距模型（SQGM）以及"Better Together"项目中的"结果框架"模型等，为家庭医生签约服务的政策实施效果评价提供了理论基础和科学依据。并根据模型，综述家医服务效果评价在理论方面的研究现状，说明将各理论模型应用于实际评价工作的基本思路、评价维度与评价内容。其次，梳理可以且应当在家医服务效果评价研究中使用的科学方法，包括双重差分法（DID）、工具变量法（IV）和倾向得分匹配法（PSM），强调这些方法的应用能提高评估的科学性和准确性。最后，从实际工作角度分析比较了代表省市的家医团队绩效考核指标体系，发现在各地实践探索中，对家医服务的评价研究多集中在工作规范和内容落实的过程性评价，缺乏对服务质量和服务效果的评价。提出在后续开展家庭医生签约服务实施效果评价研究过程中，应当优化评估工具，扩展评估视角与维度，加强科学评估方法的应用，以及提高质量控制与数据可靠性。

第六章主要介绍机构绩效管理。绩效管理是提高服务质量、优化资源配置、激励医务人员积极性的关键手段。绩效管理不仅仅是简单的结果考核，更是贯穿整个服务过程的综合管理体系。而在这一体系中，标准工作量测算和成本管理作为核心组成部分，扮演着至关重要的角色。本章主要从这两个关键部分展开，探索工作量测算与成本核算的主要方法，为基层医疗机构家庭医生签约提供绩效管理思路。本章还介绍了家庭医生签约服务的标准工作量测算和成本管理，两者的有机结合为家庭医生签约服务的绩效管理提供了坚实的基础。通过工作量测算，能够实现对医务人员劳动付出的科学评估，确保绩效考核的公平性；而通过成本管理，能够优化资源配置，提升服务效率，确保绩效分配的合理性。两者共同作用，能够有效激励家庭医生团队提高服务质量，优化工作流程，提升工作效率，最终实现家庭医生签约服务的持续改进和高质量发展。随着家庭医生签约服务的全面深化，标准工作量测算和成本管理的精细化、科学化将变得越发重要。管理者需要不断完善测算标准和管理方法，积极应用新技术、新工具，提升绩效管理的科学性和有效性。同时，医务人员也需要在日常工作中，积极参与到工作量测算和成本管理中来，通过数据反馈和经验总结推动家庭医生签约服务的不断创新和优化，确保家庭医生签约服务的长期可持续发展，实现对人民健康的全面保障。

第七章主要阐述了健康教育理论在家庭医生签约服务中的应用。健康教育理论是一门基于教育学理论、传播学理论、社会学理论、心理行为科学理论的方法学。教育的本质是提高生命质量和价值、促进个人成长、唤醒和激励人们的内在动力等。将健康教育的相关理论运用在家庭医生签约服务工作中，恰能体现提高家庭医生的自我价值实现、推动行政部门健康政策制定、促进人们形成健康行为，改善危害健康行为等教育的本质。

健康教育理论众多，主要概括为群体理论和个体性理论，其基础的行为主义理论是近代科学心理学发展后的代表性理论，强调行为主要由外界环境决定，个体之间的行为差异主要由其所处的内外环境决定，过分强调了外因的影响，而忽略了个人的能动性。社会学习理论在行为主义理论的基础上，加入了个人能动性在行为形成中的作用。认知理论又更加看重个人的态度、信念对行为形成的影响，可以说更加关注内因的作用。目前有将认知理论和行为主义理论结合在一起的认知行为理论，更具有调和性，同时强调了内因和外因对个人行为形成的影响作用。人本主义理论从人的需求角度出发，强调了个人的低级、高级需求对人的行为形成的驱动作用。

"知—信—行"理论，更加侧重于认知理论在行为形成中的作用。健康信念模型更加强调个人能动性在健康行为形成中的作用。理性行动理论融合了更多的行为学理论，认为健康行为的形成是在人的理性思考和权衡利弊之后做出的理性行动。阶段改变理论，将行为目标分割为阶段目标，使目标更具体，从而能使行为人及时得到正向的反馈，并根据不同阶段采取更加具体的针对措施来影响健康行为的形成。自我效能理论是一种通过个人成功体验或学习别人的成功经验，提升个人形成健康行为的自我信心。群体理论中，更加强调外环境和社会环境在个人健康行为形成中的影响作用。创新扩散理论的重点在于健康知识理念在人群中的传播。格林模式更加具体和全面，也更有针对性和可操作性，是群体行为干预的重要理论。社会营销理论从营销学理论出发，将人群健康政策的实施看作一个营销过程，从而分析、计划、实施、评价群体行为的改变。

在实际工作中，每一个理论都有其优点和缺陷，都不能完全应对所有的问题。所以了解每一个理论的特点，结合工作实际，不同的情况采用不同的方式方法，也可以将多种方法整合，灵活地解决所遇到的问题，而不是死搬硬套，刻舟求剑式地处理问题。

第八章基于认知理论的视角系统剖析了家庭医生和社区居民对家庭医生签约服务的认

知影响。认知理论可分为理性认知和非理性认知两大系统。理性认知涉及通过系统分析和逻辑推理获得的知识,影响居民对家庭医生签约服务的理解,比如服务内容和预期效果;非理性认知则涉及情感、直觉和个人经验,影响居民对签约服务的态度和行为,如对家庭医生的信任度和满意度。分析表明,居民对家庭医生签约服务的认知水平直接影响其签约行为及服务质量。同时,家庭医生团队的能力水平与居民的自我认知密切相关,只有在提升居民自我认知的基础上设计符合实际需求的签约服务,才能有效推动签约服务的普及。当前的研究指出,虽然有关家庭医生签约服务的认知研究较少且缺乏理论支撑,但建立一个完整的认知框架,涵盖居民和家庭医生的理性与非理性认知,能够为进一步推动我国家庭医生签约服务的实施、完善基层首诊和分级诊疗制度提供坚实的理论依据和实践指导。

第九章为签约服务供需匹配管理研究。家庭医生签约服务需求存在人口特征差异,根据需求差异提供个性化服务是提高签约率的一个重要手段。但需方参与决策不足或有效需求难以实现,会对优化服务内容和提高居民签约依从性带来负面影响,供给和需求脱节已成为签约服务需求管理的重要议题。只有深入了解居民健康需求种类和层次,分析供方和需方都能满足的平衡点,提供有价值的签约服务,才能使居民愿意让渡自由就医权,促进签约服务可持续发展。目前,国内对家庭医生签约服务供需匹配的研究相对不足,即使相关研究开展了需求分析,其结合供给分析也不够深入,缺乏从需求管理视角开展签约服务供给优化的研究,包括对签约服务的需求匹配、需求承诺和需求实现等要素的关注不够,供给与需求脱节,不利于家庭医生签约服务的可持续、高质量发展。

为引导供需匹配,国外通过设置低价值服务目录,引导医生和患者减少对低价值服务的利用,以减少医疗资源浪费。利用医患共同决策,体现患者偏好,提高医疗供给决策质量。

为应对人口老龄化,满足大健康需求,家庭医生制度势在必行,供给侧改革,人才队伍是关键,全科医生能力提升是重中之重,让居民充分认识全科医生解决疾病的能力是当务之急,能力得到认可后,签约服务水到渠成。同时服务模式的创新也是迫在眉睫,例如前置全科医生,在赋能的基础上进行赋权,强化基层首诊(医生)的权限。实施良好的家庭医生签约服务已经被证明与更好的健康结果和医疗保健成本控制呈正相关。家庭医生签约服务的重点人群和常见病的分析,预示着在慢病管理与医保资金的倍增效应上,从卫生经济学的投入产出角度,算综合性收益,而不能只盯着短期的投入增加。无论是 DRGs 还是 DIP,只是支付的方式,并不能满足居民对健康的需求,更何况面对共病及共病后续的并发症,疾病诊疗的医学难度在增加,居民的健康需求也在提升,如何应对,需要从以人为中心的角度,做好支付模式的个性化设计。评估医保的作用,并不只是规范使用医保资金,从本质上讲,"节流"的同时,更应该注重"开源"。

未来的家庭医生签约服务必然是服务的主流方式,发挥着居民健康"守门人"的角色,同时也是医疗服务的网底,连接着基本公共卫生服务和基本医疗。而具有专科特色、个性化的签约服务,能更好地满足居民的健康需求,但需要政策引导,围绕以人民健康为中心，多部门协调，多措并举，在发展中解决问题，努力达到提质增效的目标。在实际医疗服务工作中，充分运用认知理论和营销理念，树立优质服务的观念，做好群众满意的服务。不同层级的部门应研究好的绩效管理方式，探索供需双方满意的绩效管理实践。

参考文献

[1] 沈鹏悦. 北京市家庭医生签约服务现况研究[D]. 北京:北京中医药大学,2018.

[2] 季慧敏,田侃,喻小勇. 家庭医生式服务的现状及推进对策[J]. 广西医学,2015,37(10):1531-1533.

[3] Fitzpatrick J J. Building community. Developing skills for interprofessional health professions education and relationship-centered care[J]. Journal of Nurse-Midwifery,1998,43(1):61-65.

[4] Martin J C,Avant R F,Bowman M A,et al. The future of family medicine:A collaborative project of the family medicine community[J]. Annals of Family Medicine,2004,2(1):S3-32.

[5] 雷秋瑾,彭贵珍. 试论发达国家全科医生培养模式对我国的启示[J]. 南京中医药大学学报(社会科学版),2018,19(1):50-55.

[6] 况莹莹. 重庆市家庭医生服务对社区居家养老需求的影响及对策研究[D]. 重庆:重庆医科大学,2019.

[7] Fung C S,Wong C K,Fong D Y,et al. Having a family doctor was associated with lower utilization of hospital-based health services[J]. BMC Health Services Research,2015,15:42.

[8] 尤川梅,朱坤,栗成强,等. 英国QOF的做法、经验与启示[J]. 中国卫生事业管理,2010,27(12):805-809.

[9] 方圆. 英国全科医疗绩效考核的经验及启示[J]. 上海医药,2014,35(14):21-23,27.

[10] 徐国平,李东华,牛丽娟,等. 美国家庭医学对中国全科(家庭)医学发展的展望和建议[J]. 中国全科医学,2014,17(16):1811-1816.

[11] 李蕾,李靖宇,刘兵,等. 医疗卫生服务模式与资源配置的国际比较[J]. 管理评论,2017,29(3):186-196.

[12] 刘欣然,徐志杰,王峣,等. 加拿大家庭医学人才培养及家庭医疗服务模式对我国的启示[J]. 中国全科医学,2017,20(S3):283-286.

[13] GUtkin C. Supporting Canada's family physicians:The public has spoken;is anybody listening?[J]. Can Fam Physician,2006,52(4):548-547.

[14] 胡琦,吴方,任旭,等. 美国、加拿大两国以患者为中心的基层卫生服务模式比较与启示[J]. 中国社会医学杂志,2023,40(2):204-208.

[15] 卢祖洵, 金生国. 国外社区卫生服务[M]. 北京：人民卫生出版社, 2001.

[16] 孙佳丽, 尹梅. 德国家庭医生的特色服务对破解我国分级诊疗困境的启示[J]. 中国医学伦理学, 2018, 31(9)：1175-1179.

[17] 杨春华, 宣瑞祥. 德国社区卫生服务的现状及对我们的启示[J]. 全科医学临床与教育, 2006, 4(2)：99-101.

[18] 吴童, 栾奕, 刘英. 英澳美中四国全科医学发展状况的对比研究[J]. 全科医学临床与教育, 2018, 16(6)：601-604.

[19] 许志红, 张琦, 周侃, 等. 澳大利亚卫生资源区域整合对我国的启示[J]. 中华全科医学, 2013, 11(4)：631-633.

[20] 裴丽昆, 刘朝杰, 戴维·莱格(DAVID LEGGE). 全民医疗保障制度的挑战：澳大利亚卫生体制的启示[M]. 北京：人民卫生出版社, 2009：165-186.

[21] 陈宁姗, 田晓晓, 杨小川. 古巴医疗卫生体制及对我国的启示[J]. 中国卫生政策研究, 2015, 8(9)：36-39.

[22] 龚静. 我国家庭医生签约服务模式研究[D]. 合肥：安徽医科大学, 2018.

[23] 孙彩霞, 刘庭芳, 蒋锋, 等. 我国家庭医生相关政策发展历程与推行研究[J]. 中国全科医学, 2021, 24(7)：765-774.

[24] 殷东, 张家睿, 王真, 等. 中国家庭医生签约服务开展现状及研究进展[J]. 中国全科医学, 2018, 21(7)：753-760.

[25] 魏威, 张尚武, 熊巨洋. 我国构建家庭医疗签约服务制度的机制探讨[J]. 中国全科医学, 2016, 19(10)：1129-1132.

[26] 何江江, 张天晔, 王冬, 等. 上海市家庭医生"1+1+1"医疗机构组合签约机制的设计思路与实施障碍因素分析[J]. 中国卫生政策研究, 2018, 11(12)：24-28.

[27] 唐国宝, 杨叔禹. 厦门市"三师共管"慢性非传染性疾病分级诊疗模式的实践与效果探讨[J]. 中华全科医师杂志, 2016, 15(2)：94-97.

[28] González Cárdenas L T, Cuesta Mejías L, Pérez Perea L, et al. El programa del médico y enfermera de la familia: Desarrollo del modelo de atención médica en Cuba [J]. Revista Panamericana de Salud Pública, 2018：1-7.

[29] 常园园, 徐鸿彬, 乔岩, 等. 国外家庭医生签约服务及其对我国的启示[J]. 中国卫生政策研究, 2020, 13(5)：50-53.

[30] 潘思羽, 褚昕宇. 美国家庭医生服务模式对我国的启示[J]. 中国集体经济, 2019(5)：165-166.

[31] 陈东晖, 关春丽, 王艳丽. 加拿大家庭医生签约服务模式及对我国全科医学发展的启示[J]. 中国全科医学, 2018, 21(14)：1657-1660.

[32] 李少冬. 江苏：打造4.0版家庭医生签约服务[J]. 中国卫生, 2021(6)：18-19.

[33] 郑继承. 我国医疗卫生资源配置的均衡性研究[J]. 中国卫生资源, 2019, 22(5)：

362-366.

[34] 卢乃杰.英国NHS改革对促进我国家庭医生签约服务高质量发展的启示[J].西部学刊,2023(8):57-61.

[35] 白兰,孙红,肖雨龙.南京市家庭医生签约服务现状及问题研究[J].卫生经济研究,2024,41(3):32-35.

[36] 李康,陈浩.镇江市家庭医生签约服务现况分析[J].医学与社会,2019,32(6):5-8.

[37] 贺璞,徐春平,陆文刚,等.常州市武进区开展家庭医生签约服务实践和思考[J].中国初级卫生保健,2021,35(2):16-19.

[38] 张隽,赵明清,陈竹清,等.需方视角下武汉市居民家庭医生签约服务认知与利用研究[J].中国初级卫生保健,2022,36(7):49-52.

[39] 杨水光,马可.家庭医生签约服务政策执行的阻滞因素与优化路径[J].卫生经济研究,2022,39(3):56-59.

[40] 王安琪,尹文强,马广斌,等.基于模糊-冲突模型的家庭医生政策执行困境分析[J].中国全科医学,2020,23(4):395-402.

[41] 刘瑞明,陈琴,肖俊辉,等.我国家庭医生签约服务政策执行的制约因素与优化路径:基于史密斯政策执行过程模型[J].中国全科医学,2022,25(7):782-790.

[42] 魏佳佳,周绿林,朱铁林,等.家庭医生签约居民的履约行为及其影响因素研究[J].卫生经济研究,2021,38(5):13-17.

[43] 朱晓燕,刘茜,丁蕾,等.基于人口特征的家庭医生签约服务需求分析[J].中国初级卫生保健,2021,35(11):26-31.

[44] 李林林,章新琼,刘雪利,等.基于离散选择实验的我国居民家庭医生签约服务需求偏好研究述评[J].医学与社会,2024,37(3):79-84.

[45] 刘智敏,冯磊.家庭医生签约服务协议的内容分析及优化路径探索[J].中国全科医学,2023,26(4):453-459.

[46] 范子艾.从"签而不约"到"签而有约":家庭医生政策执行的阻滞与优化[J].行政与法,2020(10):97-104.

[47] 王越,邓鹏鸿,陈家应.江苏省基层医生老年健康管理能力现状与影响因素研究[J].中国卫生事业管理,2024,41(6):706-710.

[48] 许兴龙,周绿林,何媛媛.社会资本与老年人基本公共卫生服务主动利用:基于家庭医生签约视角[J].人口与发展,2022,28(1):30-39.

[49] 冯俊超,李伟,陈志鹏,等.农村居民对家庭医生签约服务认知及签约意愿分析[J].中国卫生事业管理,2019,36(7):524-526.

[50] 李丽鑫,李仙辉,张秋,等.家庭医生职责界定与制度发展[J].卫生经济研究,2022,39(8):21-23.

[51] 黄锦玲,从紫薇,杨阳,等.家庭医生签约服务绩效评价的概念框架[J].中国全科医

学,2019,22(13):1516-1521,1527.

[52] 刘长明,廖晓阳,陈华东. 基于SPO模型的家庭医生工作室服务质量评价研究[J]. 中国全科医学,2022,25(22):2815-2818.

[53] 李享. 上海市社区卫生服务中心绩效考核指标体系研究[D]. 上海:复旦大学,2012.

[54] 曹堂哲. 基于结果链的影响评估及其实验方法[J]. 公共行政评论,2018,11(1):108-123.

[55] 殷佳,徐桔密,俞骏仁,等. 基于结果链模型的手术专科运营管理及效果评价[J]. 中国卫生质量管理,2023,30(6):57-62.

[56] 邓富民. 基于服务质量差距模型的服务质量特性构成分析[J]. 四川大学学报(哲学社会科学版),2004(5):27-30.

[57] 李家伟,景琳,张瑞华. 运用服务质量差距分析模型提高医院医疗服务质量[J]. 中国医院管理,2006,26(9):21-23.

[58] 曾伟明,石建伟,俞文雅,等. 家庭医生签约服务模式效果评价指标体系构建研究[J]. 中华全科医学,2023,21(5):721-725.

[59] 谭鹏,代涛,傅鸿鹏,等. 国际卫生系统绩效评价框架的特点及启示[J]. 中国卫生政策研究,2019,12(4):6-12.

[60] 胡霞,张成,邓波,等. 基于结构—过程—结果模型的医院感染管理效果分析[J]. 中国医院管理,2021,41(8):32-35.

[61] 刘敏杰,张兰凤,叶赟,等. 结构-过程-结果模式在护理质量评价中的应用进展[J]. 中华护理杂志,2013,48(4):371-374.

[62] 付英杰,王健,俞乐欣,等. 健康中国背景下家庭医生签约服务发展中的问题与对策研究[J]. 中国全科医学,2019,22(19):2296-2300.

[63] 毛淋淇,励晓红,吕军,等. 基于结果链的基本公共卫生服务实施偏差分析[J]. 中国卫生事业管理,2019,36(11):801-804.

[64] 吴悦,袁政安,杨青,等. 基于结果链模型的上海市疾病预防控制机构党组织抗疫组织力及其实践[J]. 中国卫生资源,2021,24(6):621-624,630.

[65] 周益众,曹晓红,杨兰馥,等. 基于结果链框架模型的医疗机构执业监管评估体系构建刍议[J]. 中国卫生监督杂志,2014,21(4):317-320.

[66] 赵盼盼,王屹亭,林振平,等. 家庭医生签约服务质量评价的理论分析框架与研究展望[J]. 中国卫生政策研究,2019,12(6):57-62.

[67] 宋春燕,王菊香,赵光红. 基于服务质量差距模型提高患者满意度的研究[J]. 中国护理管理,2010,10(2):21-24.

[68] 杜丽君,水黎明,林伟良. 宁波市江东区基于重点人群健康管理的家庭医生服务模式实践与探索[J]. 中国全科医学,2014,17(4):453-456.

[69] 王婵,李鑫武,吴如意,等. 分级诊疗对"倒三角"就医秩序的纠正效应评估:基于渐

进性试点的准自然实验[J].中国卫生政策研究,2021,14(3):13-20.

[70] 邓余华,王超,甘勇,等.我国家庭医生签约服务利用现状及影响因素分析:基于全国31个省市的调查[J].中国卫生政策研究,2020,13(9):47-54.

[71] 薛新东.社会参与对我国中老年人认知功能的影响[J].中国卫生政策研究,2018,11(5):1-9.

[72] 周珺.倾向得分匹配法的研究探索及应用[D].昆明:云南财经大学,2013.

[73] 郭庆,吴忠.城乡居民医保制度统筹会产生促健防贫效用?:基于PSM-DID方法的研究[J].中国卫生政策研究,2020,13(7):7-14.

[74] 孙华君,张玲玲,田慧,等.中国家庭医生签约服务政策效应评估研究的现状和潜在问题[J].中国全科医学,2019,22(34):4172-4178.

[75] 张霄艳,王雨璇,张晓娜.基于互动模型的家庭医生签约服务政策执行效果评价研究[J].中国全科医学,2019,22(31):3786-3791.

[76] 吴慧芳,王吉平.家庭医生责任制下全人群健康管理的运行模式探索与实践[J].中国全科医学,2014,17(1):25-27.

[77] 徐佳玛,颜骅,方军波,等.基于标化工作量的社区卫生服务机构家庭医生团队工作开展现状研究[J].中国全科医学,2023,26(13):1641-1647.

[78] 孙彩霞,司驷骏,蒋锋,等.我国家庭医生签约服务绩效评价指标体系构建研究[J].中国全科医学,2021,24(34):4378-4385.

[79] 张璟瑜,刘利霞,王小刚,等.家庭医生签约服务团队内部考核指标体系构建研究[J].中国全科医学,2021,24(25):3244-3249.

[80] 李婕.广州市家庭医生签约服务标准化工作量研究[D].广州:南方医科大学,2021.

[81] 李婕,朱先,曾志嵘.家庭医生签约服务标化工作量测算及应用研究[J].中国全科医学,2021,24(16):2022-2027,2033.

[82] 黄锦玲.广州市家庭医生签约服务绩效评价指标体系构建研究[D].广州:南方医科大学,2020.

[83] 张艳春,刘治华,秦江梅,等.家庭医生签约服务绩效考核评价需求与对策分析[J].中国全科医学,2019,22(10):1133-1138.

[84] 欧伟麟,沈欢瑜,欧文森,等.基于德尔菲法的广东省全科团队家庭医生式签约服务绩效考核指标体系构建研究[J].中国全科医学,2018,21(7):795-799.

[85] 欧伟麟.广东省全科团队家庭医生签约服务绩效考核指标体系构建与实证研究[D].广州:广州医科大学,2017.

[86] 曹永其,宦红梅,鲍勇.家庭医生制服务团队责任目标绩效薪酬制效果分析[J].中华全科医学,2016,14(5):697-699,742.

[87] 陈静静,彭迎春,王海利,等.标准化工作量法与目标管理法在京北山区家庭医生签约绩效考核中的综合应用研究[J].中华全科医学,2022,20(10):1718-1723.

[88] 杨建玲,朱洪其,魏新萍,等. 家庭医生签约服务模式下全科团队年度考核指标体系构建[J]. 中国卫生质量管理,2022,29(1):86-90.

[89] 马文翰,史大桢,赵亚利. 基于IMOI模型构建家庭医生签约服务团队评估指标的系统综述[J]. 中国全科医学,2022,25(7):797-802.

[90] 薄云鹊,龚超,张荣慧,等. 以标化工作量为基础的基层医疗机构绩效管理[J]. 中国初级卫生保健,2020,34(4):4-7.

[91] 孔春辉,钱凌鹰. 全面预算管理下的社区卫生服务中心人力成本测算策略与实证研究[J]. 中国全科医学,2018,21(25):3044-3050.

[92] 张计委,张军,陆海珠,等. 全科服务团队分级绩效考核指标体系构建及应用效果分析[J]. 中国卫生资源,2012,15(5):371-373.

[93] 余澐,张天晔,刘红炜,等. 上海市社区家庭医生制服务模式的可行性探讨[J]. 中国初级卫生保健,2011,25(10):7-11.

[94] 甘静雯,巩亚楠. 北京市某区社区卫生服务中心内部绩效管理实践研究与效果评价[J]. 中国全科医学,2024,27(16):1942-1949.

[95] 谈思雯,尹朝霞,常巨平,等. 2010—2020年我国家庭医生及团队绩效考核指标研究进展[J]. 中国初级卫生保健,2021,35(4):40-41,45.

[96] 隋朝君. 新医改背景下公立医院内部绩效考核问题和对策研究[J]. 现代经济信息,2020(11):16-17.

[97] 尹德卢,华兵,张德富,等. 基于"相对价值"量化标准的基层医疗卫生服务机构内部绩效考核模式[J]. 中国卫生政策研究,2019,12(1):55-59.

[98] 邓晓燕,陈虾,罗乐宣,等. 基于"标准工作当量"的社区健康服务机构内部绩效管理机制的研究与实践[J]. 中国社会医学杂志,2015,32(2):111-114.

[99] 颜星,杨玲,林幻,等. 标准服务量在基层医疗机构内部绩效评价中的应用[J]. 中国卫生事业管理,2014,31(2):119-121.

[100] 蒋捷,邓晓燕,蒋敏,等. 深圳市福田区下梅林社康内部绩效管理机制的研究[J]. 中华全科医学,2014,12(1):131-133.

[101] 倪强. 社区卫生服务机构内部绩效工资考核分配办法思索[J]. 中国卫生产业,2013,10(26):46,48.

[102] 唐琪. 基层医疗机构成本精细化管理体系构建研究:以N医疗集团为例[D]. 南昌:江西财经大学,2023.

[103] 王奕婷. 医保支付方式对公立医院运营绩效的影响研究[D]. 长沙:中南大学,2022.

[104] 李岩. 医改深化背景下A医院成本精细化管理研究[D]. 南京:东南大学,2021.

[105] 范明光. 基于时间驱动作业成本法的A医院医疗项目成本核算应用研究[D]. 重庆:重庆大学,2023.

[106] 杨郗,陈利云,李娟萍,等. 基于标化工作量的社区医养结合服务项目成本测算研究

[J].中国全科医学,2021,24(1):103-108.

[107] 王希梅.医养结合项目成本控制研究:以 GXQ 医院为例[D].青岛:青岛大学,2020.

[108] 李菁.作业成本法在 CK 医院成本管理中的应用研究[D].南昌:华东交通大学,2020.

[109] 夏培勇,童杨.基于作业的分项点数成本法在医技科室项目成本核算中的运用研究[J].卫生经济研究,2020,37(1):35-37,41.

[110] 高波,赵珊珊,严海风,等.基于标化价值模型的社区医养结合服务人力成本测算实践研究[J].中国全科医学,2018,21(32):3981-3985.

[111] 吴谦.估时作业成本法在 X 医院的应用研究[D].武汉:华中科技大学,2018.

[112] 顾炜.时间驱动作业成本法在医疗项目成本核算中的应用研究[D].上海:华东师范大学,2016.

[113] 田丽莉.吉林省基层医疗卫生机构运行成本与补偿机制研究[D].长春:吉林大学,2015.

[114] 黄瑜.基药零差价实施后乡镇卫生院的政府补偿改革研究:以武进区 X 人民医院为例[D].南京:南京师范大学,2015.

[115] 胡静,池文瑛.资源消耗分类法在医疗项目成本核算中的应用[J].中国卫生经济,2014,33(8):83-85.

[116] 孙辉.公立医院在医改中维持公益性的保障机制研究[D].上海:上海交通大学,2014.

[117] 郑万会,王毅,费宵霞,等.医疗项目成本核算的思路与方法探讨[J].中国卫生经济,2013,32(4):81-83.

[118] 王佳.基于双系统理论的慢性病患者多重用药风险感知与决策模型优化研究[D].武汉:华中科技大学,2022.

[119] Ogdie A, Asch D A. Changing health behaviours in rheumatology:An introduction to behavioural economics[J]. Nature Reviews Rheumatology,2020,16(1):53-60.

[120] Michie S, van Stralen M M, West R. The behaviour change wheel:A new method for characterising and designing behaviour change interventions[J]. Implementation Science,2011,6:42.

[121] 蒋晶玥.盐城市大丰区家庭医生签约服务包优化研究[D].上海:华东政法大学,2022.

[122] 马骁.健康教育学[M].北京:人民卫生出版社,2004.

[123] 余金明,姜庆五.现代健康教育学[M].上海:复旦大学出版社,2019.

[124] 胡俊峰,侯培森.当代健康教育与健康促进[M].北京:人民卫生出版社,2005.

[125] 唐圆圆,魏晓瑶,高东平. 国外家庭医生服务模式[J]. 中国初级卫生保健,2015,29(2):9-11.

[126] 巫云辉,陈谨,王皓翔,等. 患方视角下的家庭医生签约服务现况调查分析[J]. 中国社区医师,2021,37(35):187-188,191.

[127] 胡耀岭,许云清,彭丽宏. 家庭医生签约服务理论与实践:以河北省为例[M]. 北京:社会科学文献出版社,2022.

[128] Shepherd H L,Tattersall M N,Butow P N. The context influences doctors' support of shared decision-making in cancer care[J]. British Journal of Cancer,2007,97(1):6-13.

[129] Colla C H,Morden N E,Sequist T D,et al. Choosing wisely:Prevalence and correlates of low-value health care services in the United States[J]. Journal of General Internal Medicine,2015,30(2):221-228.

[130] 储一鸣,宋巨庆,吴建平,等. 家庭医生签约服务的需求与供给匹配性分析[J]. 中国初级卫生保健,2019,33(1):14-16,20.

[131] Kool R B,Verkerk E W,Winnemuller L J,et al. Identifying and de-implementing low-value care in primary care:The GP's perspective-a cross-sectional survey[J]. BMJ Open,2020,10(6):E037019.

[132] 张娇. 供需视角下家庭医生签约服务偏好研究:基于离散选择实验[D]. 济南:山东大学,2021.

[133] 赵明清,程子祎,赵志广,等. 家庭医生签约服务的需求管理研究[J]. 卫生经济研究,2024,41(4):18-20.

[134] 叶俊,黄悦,于海燕. 浙江省家庭医生服务供需匹配现状及其对接策略研究:以平湖市为个案[J]. 中国初级卫生保健,2019,33(10):19-22.

[135] 刘雯,葛兵. 我国家庭医生签约服务政策的创新扩散研究[J]. 中国农村卫生事业管理,2024,44(2):94-100.

附 录

关于印发推进家庭医生签约服务指导意见的通知

国医改办发〔2016〕1号

各省、自治区、直辖市、新疆生产建设兵团医改办,卫生计生委(卫生局),发展改革委,民政厅(局),财政(务)厅(局),人力资源社会保障厅(局),中医药管理局:

国务院医改办、国家卫生计生委、国家发展改革委、民政部、财政部、人力资源社会保障部和国家中医药管理局制定的《关于推进家庭医生签约服务的指导意见》已通过中央全面深化改革领导小组审议。经国务院同意,现印发你们,请各地认真贯彻落实。

国务院医改办　国家卫生计生委
国家发展改革委　民政部
财政部　人力资源社会保障部
国家中医药管理局
2016年5月25日

关于推进家庭医生签约服务的指导意见

转变基层医疗卫生服务模式,实行家庭医生签约服务,强化基层医疗卫生服务网络功能,是深化医药卫生体制改革的重要任务,也是新形势下更好维护人民群众健康的重要途径。近年来,各地结合实际积极探索,在基层开展执业方式和服务模式改革试点工作,采取多种形式推进签约服务,取得了积极进展,积累了实践经验。为贯彻落实《国务院关于建立全科医生制度的指导意见》(国发〔2011〕23号)和《国务院办公厅关于推进分级诊疗制度建设的指导意见》(国办发〔2015〕70号)要求,加快推进家庭医生签约服务,现提出如下意见。

一、总体要求

(一)总体思路。根据深化医药卫生体制改革的总体部署和要求,围绕推进健康中国建设、实现人人享有基本医疗卫生服务的目标,以维护人民群众健康为中心,促进医疗卫生工作重心下移、资源下沉,结合基层医疗卫生机构综合改革和全科医生制度建设,加快推进家庭医生签约服务。不断完善签约服务内涵,突出中西医结合,增强群众主动签约的意愿;建立健全签约服务的内在激励与外部支撑机制,调动家庭医生开展签约服务的积极性;鼓励引导二级以上医院和非政府办医疗卫生机构参与,提高签约服务水平和覆盖面,促进基层首诊、分级诊疗,为群众提供综合、连续、协同的基本医疗卫生服务,增强人民群众获得感。

(二)主要目标。2016年,在200个公立医院综合改革试点城市开展家庭医生签约服务,鼓励其他有条件的地区积极开展试点。重点在签约服务的方式、内容、收付费、考核、激励机制等方面实现突破,优先覆盖老年人、孕产妇、儿童、残疾人等人群,以及高血压、糖尿病、结核病等慢性疾病和严重精神障碍患者等。到2017年,家庭医生签约服务覆盖率达到30%以上,重点人群签约服务覆盖率达到60%以上。到2020年,力争将签约服务扩大到全人群,形成长期稳定的契约服务关系,基本实现家庭医生签约服务制度的全覆盖。

二、明确签约服务主体

(一)明确家庭医生为签约服务第一责任人。现阶段家庭医生主要包括基层医疗卫生机构注册全科医生(含助理全科医生和中医类别全科医生),以及具备能力的乡镇卫生院医师和乡村医生等。积极引导符合条件的公立医院医师和中级以上职称的退休临床医师,特别是内科、妇科、儿科、中医医师等,作为家庭医生在基层提供签约服务,基层医疗卫生机构可通过签订协议为其提供服务场所和辅助性服务。鼓励符合条件的非政府办医疗卫生机构(含个体诊所)提供签约服务,并享受同样的收付费政策。随着全科医生人才队伍的发展,逐步形成以全科医生为主体的签约服务队伍。

(二)实行团队签约服务。签约服务原则上应当采取团队服务形式。家庭医生团队主要由家庭医生、社区护士、公共卫生医师(含助理公共卫生医师)等组成,二级以上医院应选派医师(含中医类别医师)提供技术支持和业务指导。逐步实现每个家庭医生团队都有能够提供中医药服务的医师或乡村医生,有条件的地区可吸收药师、健康管理师、心理咨询师、社(义)工等加入团队。家庭医生负责团队成员的任务分配和管理。基层医疗卫生机构要明确家庭医生团队的工作任务、工作流程、制度规范及成员职责分工,并定期开展绩效考核。其他专科医师和卫生技术人员要与家庭医生团队紧密配合。

(三)签订服务协议。根据服务半径和服务人口,合理划分签约服务责任区域,居民或家庭自愿选择1个家庭医生团队签订服务协议,明确签约服务内容、方式、期限和双方的责任、权利、义务及其他有关事项。签约周期原则上为一年,期满后居民可续约或选择其他家庭医生团队签约。鼓励和引导居民就近签约,也可跨区域签约,建立有序竞争机制。

(四)鼓励组合式签约。加强医院与基层医疗卫生机构对接,可引导居民或家庭在与家庭医生团队签约的同时,自愿选择一所二级医院、一所三级医院,建立"1+1+1"的组合签约服务模式,在组合之内可根据需求自行选择就医机构,并逐步过渡到基层首诊;在组合之外就诊应当通过家庭医生转诊。研究探索流动人口签约服务模式,促进基本医疗卫生服务均等化。

三、优化签约服务内涵

(一)明确签约服务内容。家庭医生团队为居民提供基本医疗、公共卫生和约定的健康管理服务。基本医疗服务涵盖常见病和多发病的中西医诊治、合理用药、就医路径指导和转诊预约等。公共卫生服务涵盖国家基本公共卫生服务项目和规定的其他公共卫生服务。各地应当根据服务能力和需求,设定包含基本医疗和公共卫生服务在内的基础性签约服务内容,向所有签约居民提供。健康管理服务主要是针对居民健康状况和需求,制定不同类型的个性化签约服务内容,可包括健康评估、康复指导、家庭病床服务、家庭护理、中医药"治未病"服务、远程健康监测等。现阶段要首先从重点人群和重点疾病入手,确定服务内容,并逐步拓展服务范围。充分发挥中医药在基本医疗和预防保健方面的重要作用,满足居民多元化健康需求。各地卫生计生、中医药管理、人力资源社会保障、财政部门要结合实际,协商确定家庭医生团队服务的项目、内涵、流程、规范、标准。

(二)增强签约服务吸引力。各地要采取多种措施,在就医、转诊、用药、医保等方面对签约居民实行差异化政策,引导居民有效利用签约服务。家庭医生团队要主动完善服务模式,可按照协议为签约居民提供全程服务、上门服务、错时服务、预约服务等多种形式的服务。通过给予家庭医生团队一定比例的医院专家号、预约挂号、预留床位等方式,方便签约居民优先就诊和住院。二级以上医院的全科医学科或指定科室对接家庭医生转诊服务,为转诊患者建立绿色转诊通道。对于签约的慢性病患者,可酌情延长单次配药量。对于下转病人,可根据病情和上级医疗机构医嘱按规定开具处方。要充分发挥医保支付的引导作用,实行差异化的医保支付政策,采取对符合规定的转诊住院患者连续计算起付线等措施,引导居民到基层就诊。

四、健全签约服务收付费机制

(一)合理确定签约服务费。家庭医生团队为居民提供约定的签约服务,根据签约服务人数按年收取签约服务费,由医保基金、基本公共卫生服务经费和签约居民付费等分担。具体标准和分担比例由各地卫生计生、人力资源社会保障、财政、价格等部门根据签约服务内容、签约居民结构以及基本医保基金和公共卫生经费承受能力等因素协商确定。符合医疗救助政策的按规定实施救助。签约服务中的基本公共卫生服务项目费用从基本公共卫生服务专项经费中列支。

(二)发挥家庭医生控费作用。有条件的地区可探索将签约居民的门诊基金按人头支付给基层医疗卫生机构或家庭医生团队,对经基层向医院转诊的患者,由基层或家庭医生团队支付一定的转诊费用。探索对纵向合作的医疗联合体等分工协作模式实行医保总额付费,发挥家庭医生在医保付费控制中的作用,合理引导双向转诊,发挥守门人作用。

(三)规范其他诊疗服务收费。家庭医生团队向签约居民提供约定的服务,除按规定收取签约服务费外,不得另行收取其他费用。提供非约定的医疗卫生服务或向非签约居民提供医疗卫生服务,按规定收取费用。

五、建立签约服务激励机制

(一)完善家庭医生收入分配机制。综合考虑社会公益目标任务完成情况,包括签约服务在内的绩效考核情况、事业发展等因素,合理确定基层医疗卫生机构绩效工资总量,使家庭医生通过提供优质签约服务等合理提高收入水平,增强开展签约服务的积极性。基层医疗卫生机构内部绩效工资分配可采取设立全科医生津贴等方式,向承担签约服务等临床一线任务的人员倾斜。基层医疗卫生机构收支结余部分可按规定提取奖励基金。二级以上医院要在绩效工资分配上向参与签约服务的医师倾斜。有条件的地方可对通过相应评价考核的家庭医生团队和参与签约服务的二级以上医院医师予以资金支持引导。

(二)完善综合激励政策。在编制、人员聘用、职称晋升、在职培训、评奖推优等方面重点向全科医生倾斜,将优秀人员纳入各级政府人才引进优惠政策范围,增强全科医生的职业吸引力,加快全科医队伍建设,提升签约服务水平。继续开展全科医生特岗计划。落实《人力资源社会保障部 国家卫生计生委关于进一步改革完善基层卫生专业技术人员职称评审工作的指导意见》(人社部发〔2015〕94号),合理设置基层医疗卫生机构全科医生高、中级岗位的比例,扩大职称晋升空间,重点向签约服务考核优秀的人员倾斜。将签约服务评价考核结果作为相关人员职称晋升的重要因素。对成绩突出的家庭医生及其团队,按照国家规定给予表彰表扬,大力宣传先进典型。拓展国内外培训渠道,建立健全二级以上医院医生定期到基层开展业务指导与家庭医生定期到临床教学基地进修制度。加强家庭医生及其团队成员的继续医学教育,提高签约服务质量。

六、加强签约服务绩效考核

(一)建立定期考核机制。各地卫生计生、中医药管理、人力资源社会保障、财政等部门要健全签约服务管理规范。建立以签约对象数量与构成、服务质量、健康管理效果、居民满意度、医药费用控制、签约居民基层就诊比例等为核心的签约服务评价考核指标体系,定期对家庭医生团队开展评价考核,鼓励家庭医生代表、签约居民代表以及社会代表参与。考核结果及时向社会公开,并与医保支付、基本公共卫生服务经费拨付以及团队和个人绩效分配挂钩。对于考核结果不合格、群众意见突出的家庭医生团队,建立相应惩处机制。

(二)发挥社会监督作用。建立以签约居民为主体的反馈评价体系,畅通公众监督渠道,反馈评价情况及时向社会公开,作为家庭医生团队绩效考核的重要依据和居民选择家庭医生团队的重要参考。综合考虑家庭医生工作强度、服务质量等,合理控制家庭医生团队的签约服务人数。

七、强化签约服务技术支撑

(一)加强技术支持。整合二级以上医院现有的检查检验、消毒供应中心等资源,向基层医疗卫生机构开放;探索设置独立的区域医学检验机构、病理诊断机构、医学影像检查机构等,实现区域资源共享,为家庭医生团队提供技术支撑。加强家庭医生签约服务必需设施设备配备,有条件的地方可为家庭医生配备统一的着装、出诊装备、交通工具等。基层医疗卫生机构要对家庭医生团队提供必需的业务和技术支持。

(二)发挥信息化支撑作用。构建完善的区域医疗卫生信息平台,实现签约居民健康档案、电子病历、检验报告等信息共享和业务协同。通过远程医疗、即时通讯(信)等方式,加强二级以上医院医师与家庭医生的技术交流。通过移动客户端等多种方式搭建家庭医生与签约居民的交流平台,为信息咨询、互动交流、患者反馈、健康管理等提供便利。积极利用移动互联网、可穿戴设备等为签约居民提供在线预约诊疗、候诊提醒、划价缴费、诊疗报告查询、药品配送和健康信息收集等服务。

八、组织实施

(一)加强组织领导。各地要结合实际,及时出台开展家庭医生签约服务的具体方案。切实加强组织领导和统筹协调,形成政府主导、部门协作、全社会参与的工作机制,确保各项任务落实到位。加强家庭医生签约服务与公立医院综合改革、分级诊疗制度建设等改革工作的衔接,形成叠加效应和改革合力。

(二)强化分工协作。相关部门要切实履行职责,合力推进家庭医生签约服务工作。发展改革(价格)部门要积极支持家庭医生签约服务所需的设施设备配备,做好签约服务价格的相关工作。财政部门要统筹核定基层医疗卫生机构的各项补偿资金,并建立与签约服务数量和质量相挂钩的机制。人力资源社会保障、卫生计生部门要建立健全有利于分级诊疗和家庭医生签约服务的基本医疗保险支付政策、人事政策。卫生计生、中医药管理部门要切实承担家庭医生签约服务工作的组织、协调职能,统一调配医疗卫生资源,加强对签约服务行为的监管。

(三)加强督导评估。国务院医改办要会同有关部门大力推进家庭医生签约服务工作,认真总结经验,加强督导评估,探索开展第三方评估。各地要建立定期调研督导机制,及时研究解决出现的问题和困难,总结推广典型经验和做法。加强家庭医生签约服务相关监测、评估、培训等工作。

(四)做好舆论宣传。各地要充分利用各种信息媒介,采取多种形式广泛宣传家庭医生签约服务的政策与内容,重点突出签约服务便民、惠民、利民的特点。大力宣传家庭医生先进典型,增强职业荣誉感,营造全社会尊重、信任、支持家庭医生签约服务的良好氛围。

解读《关于印发推进家庭医生签约服务指导意见的通知》

近日,国务院医改办印发《关于印发推进家庭医生签约服务指导意见的通知》(国医改办发〔2016〕1号)。现就有关内容解读如下:

一、为什么要推进家庭医生签约服务?

当前,我国医药卫生事业面临人口老龄化、城镇化和慢性病高发等诸多挑战,以医院和疾病为中心的医疗卫生服务模式难以满足群众对长期、连续健康照顾的需求。同时,居民看病就医集中到大医院,也不利于改善就医环境、均衡医疗资源、合理控制医疗费用等。国际经验和国内实践证明,在基层推进家庭医生签约服务是新形势下保障和维护群众健康的重要途径。家庭医生以人为中心,面向家庭和社区,以维护和促进整体健康为方向,为群众提供长期签约式服务,有利于转变医疗卫生服务模式,推动医疗卫生工作重心下移、资源下沉,让群众拥有健康守门人,增强群众对改革的获得感,为实现基层首诊、分级诊疗奠定基础。

二、目前家庭医生签约服务的开展情况如何？

自国务院《关于建立全科医生制度的指导意见》（国发〔2011〕23号）印发以来，国家层面和各地开展了多种形式的签约服务试点，在团队组建、筹资、激励、考核等新机制方面进行了积极探索，并得到群众的认可和欢迎，为改革积累了宝贵经验和广泛的群众基础。

同时，也存在一些问题制约了签约服务工作的推进。主要包括签约服务内涵有待完善、签约服务筹资机制尚不健全、家庭医生开展签约服务的激励不足等。同时，在基层服务的家庭医生与上级医疗机构医务人员在薪酬、职业发展空间等方面存在较大差距，难以吸引和留住优质人才。这些问题都需要通过改革，逐步加以解决，保障家庭医生签约服务的顺利推广。

三、开展家庭医生签约服务的总体思路和主要目标是什么？

推进家庭医生签约服务的总体思路是，根据深化医药卫生体制改革的总体部署和要求，围绕推进健康中国建设、实现人人享有基本医疗卫生服务的目标，以健康为中心，促进医疗卫生工作重心下移、资源下沉，结合基层医疗卫生机构综合改革和全科医生制度建设，加快推进家庭医生签约服务。不断完善签约服务内涵，突出中西医结合，增强群众主动利用签约服务的意愿；建立健全签约服务的内在激励与外部支撑，调动家庭医生开展签约服务的积极性；鼓励引导二级以上医院和非政府办医疗卫生机构参与，提高签约服务覆盖面和水平，促进基层首诊、分级诊疗，为群众提供综合、连续、协同的基本医疗卫生服务，增强人民群众的获得感。

推进家庭医生签约服务的主要目标是，2016年，在200个公立医院综合改革试点城市开展家庭医生签约服务，鼓励其他有条件的地区积极开展试点。重点在签约服务的方式、内容、收付费、考核、激励机制等方面实现突破，优先覆盖老年人、孕产妇、儿童、残疾人等人群，以及高血压、糖尿病、结核病等慢性疾病和严重精神障碍患者等。到2017年，家庭医生签约服务覆盖率达到30%以上，重点人群签约服务覆盖率达到60%以上。到2020年，力争将签约服务扩大到全人群，形成与居民长期稳定的契约服务关系，基本实现家庭医生签约服务制度的全覆盖。

四、谁来提供家庭医生签约服务？采取什么服务形式？

家庭医生是为群众提供签约服务的第一责任人。现阶段家庭医生主要由以下人员承担：一是基层医疗卫生机构注册全科医生（含助理全科医生和中医类别全科医生），二是具备能力的乡镇卫生院医师和乡村医生，三是符合条件的公立医院医师和中级以上职称的退休临床医师，特别是内科、妇科、儿科、中医医师。同时还鼓励符合条件的非政府办医疗卫生机构（含个体诊所）提供签约服务，并享受同样的收付费政策。未来随着全科医生人才队伍的发展，逐步形成以全科医生为核心的签约服务队伍。

家庭医生签约服务原则上应当采取团队服务形式，主要由家庭医生、社区护士、公卫医师（含助理公卫医师）等组成，并有二级以上医院医师（含中医类别医师）提供技术支持和业务指导。为更好地满足群众的中医药服务需求，将逐步实现每个家庭医生团队都有能够提供中医药服务的医师或乡村医生。有条件的地区还可以吸收药师、健康管理师、心理咨询师、社(义)工等加入团队。其中,家庭医生将负责团队成员的任务分配和管理,其他专科医师和卫技人员也要与团队紧密配合,共同为签约居民提供优质的服务。

五、居民如何与家庭医生团队进行签约?

居民或家庭可以自愿选择1个家庭医生团队签订服务协议。服务协议将明确签约服务的内容、方式、期限和双方的责任、权利、义务及其他有关事项。每次签约的服务周期原则上为一年,期满后居民可根据服务情况选择续约,或另选其他家庭医生团队签约。鼓励和引导居民就近签约,也可跨区域签约,建立有序竞争机制。

同时还要加强医院与基层医疗卫生机构之间的对接,各地在引导居民或家庭在与家庭医生团队签约时,居民或家庭还可以自愿选择一所二级医院、一所三级医院,建立"1+1+1"的组合签约服务模式,在组合之内可根据需求自行选择就医机构,并逐步过渡到基层首诊;在组合之外就诊应当通过家庭医生转诊,形成有序就医格局。

六、居民签约后能得到哪些服务和优惠?

居民在签约后,将享受到家庭医生团队提供的基本医疗、公共卫生和约定的健康管理服务。基本医疗服务涵盖常见病、多发病的中西医诊治,合理用药,就医路径指导和转诊预约等。公共卫生服务涵盖国家基本公共卫生服务项目和规定的其他公共卫生服务。健康管理服务主要是针对居民健康状况和需求,制定不同类型的个性化签约服务内容,可包括健康评估、康复指导、家庭病床、家庭护理、中医药"治未病"服务、远程健康监测等。通过不断优化签约服务内涵来满足居民的多样化医疗卫生服务需求。

签约服务会在就医、转诊、用药、医保等方面对签约居民实行差异化的政策,增强签约服务的吸引力和居民对签约服务的有效利用。一是就医方面,家庭医生团队将主动完善服务模式,按照协议为签约居民提供全程服务、上门服务、错时服务、预约服务等多种形式的服务。二是转诊方面,家庭医生团队将拥有一定比例的医院专家号、预约挂号、预留床位等资源,方便签约居民优先就诊和住院。二级以上医院的全科医学科或指定科室会对接家庭医生转诊服务,为转诊患者建立绿色转诊通道。三是用药方面,对于签约的慢性病患者,家庭医生可以酌情延长单次配药量,减少病人往返开药的频次。对于下转病人,可根据病情和上级医疗机构医嘱按规定开具药物。四是医保方面,会对签约居民实行差异化的医保支付政策,例如符合规定的转诊住院患者可以连续计算起付线等,签约居民在基层就诊会得到更高比例的医保报销,从而增强居民利用签约服务的意愿。

七、签约服务费从哪里来?如何发挥家庭医生在合理控费方面的作用?

家庭医生团队为居民提供约定的签约服务,根据签约服务人数按年收取签约服务费,由医保基金、基本公共卫生服务经费和签约居民付费等方式共同分担。具体标准和分担比例由各地卫生计生、人力资源社会保障、财政、价格等部门根据签约服务内容、签约居民结构以及基本医保基金和公共卫生经费承受能力等因素协商确定。

家庭医生团队通过签约服务维护好签约居民的健康,是从源头控制医疗费用的重要措施。同时,有条件的地区可以探索将签约居民的门诊基金按人头支付给基层医疗卫生机构或家庭医生团队,对经基层向医院转诊的患者,由基层或家庭医生团队支付一定的转诊费用,进一步增强家庭医生团队控费的动力。另外还可以探索对纵向合作的医疗联合体等分工协作模式实行医保总额付费,发挥家庭医生在医保付费控制中的作用,合理引导双向转诊。

八、如何激励家庭医生团队更好地提供签约服务?

调动家庭医生团队的服务积极性需要采取多方面的激励措施。在收入分配方面,要综合考虑包括签约服务在内的绩效考核情况等因素,合理确定基层医疗卫生机构绩效工资总量,使家庭医生通过提供优质签约服务等合理提高收入水平。基层医疗卫生机构在内部绩效工资分配时,可采取设立全科医生津贴等方式向承担签约服务等临床一线任务的人员倾斜。基层医疗卫生机构收支结余部分可按规定提取奖励基金,鼓励多劳多得、优绩优酬。二级以上医院在绩效工资分配上也要向参与签约服务的医师倾斜,鼓励二级以上医院医师加入家庭医生团队。有条件的地方还可以对家庭医生团队以及参与签约服务的二级以上医院医师予以资金支持引导。

同时,应在编制、人员聘用、职称晋升、在职培训、评奖推优等方面重点向全科医生倾斜,加快全科医生队伍建设,提升签约服务水平。一是将优秀人员纳入各级政府人才引进优惠政策范围,增强全科医生的职业吸引力。二是落实《关于进一步改革完善基层卫生专业技术人员职称评审工作的指导意见》(人社部发〔2015〕94号),合理设置基层医疗卫生机构全科医生高、中级岗位的比例,扩大职称晋升空间,重点向签约服务考核优秀的人员倾斜。将签约服务评价考核结果作为职称晋升的重要因素。三是对成绩突出的家庭医生及其团队,按照国家规定给予表彰表扬,大力宣传先进典型。四是拓展国内外培训渠道,建立健全二级以上医院医生定期到基层开展业务指导与家庭医生定期到临床教学基地进修制度。加强家庭医生及团队成员的继续医学教育,提高签约服务质量。

九、如何加强签约服务的绩效考核?

建立科学的绩效考核机制是促进家庭医生提供优质服务的关键。一是完善绩效考核标准。各地卫生计生、中医药管理、人力资源社会保障、财政等部门要健全签约服务标准和管理规范。建立以签约对象数量与构成、服务质量、健康管理效果、居民满意度、医药费用控制、签约居民基层就诊比例等为核心的签约服务评价考核指标体系。二是开展定期考核。鼓励家庭医生代表、签约居民代表以及社会代表参与考核,并及时向社会公开家庭医生团队具体考核情况及评价结果。三是建立挂钩机制。绩效考核结果与医保支付、公共卫生服务经费拨付以及团队和个人绩效分配挂钩。对于评价结果不合格、群众意见突出的家庭医生团队,建立相应惩处机制。四是发挥社会监督作用。建立以签约居民为主体,向社会公开的反馈评价体系,畅通公众监督渠道,使家庭医生团队的服务质量和水平能够得到居民的及时反馈和评价,并作为绩效考核的重要依据和居民选择家庭医生团队的重要参考。

十、如何为签约服务提供技术支撑?

签约服务的顺利推进、签约双方的良性互动,离不开资源的协同共享和技术的有力支持。要积极促进不同医疗卫生机构间资源共享,利用"互联网+"、远程医疗等新技术,提高家庭医生、二级以上医院医生和签约居民之间服务、互动的效率,节约成本、改善体验、提升绩效。一是整合二级以上医院现有的检查检验、消毒供应中心等资源向基层医疗卫生机构开放。二是探索设置独立的区域医学检验机构、病理诊断机构、医学影像检查机构等,实现区域资源共享。三是完善家庭医生签约服务必需设施设备的配备,有条件的地方可为家庭医生配备统一的着装、出诊装备、交通工具等。四是构建完善的区域医疗卫生信息平台,实现签约居民健康档案、电子病历、检验报告等信息共享和业务协同。五是通过远程医疗、即时通讯(信)等方式,加强二级以上医院医师与家庭医生的技术交流与业务指导。六是通过智能客户端等多种方式搭建家庭医生与签约居民的交流平台,为信息咨询、互动交流、患者反馈、健康管理等提供便利。七是积极利用移动互联网、可穿戴设备等为签约居民提供在线预约诊疗、候诊提醒、划价缴费、诊疗报告查询、药品配送和健康信息收集等服务,增强群众对于签约服务的获得感。

关于规范家庭医生签约服务管理的指导意见

国卫基层发〔2018〕35号

各省、自治区、直辖市及新疆生产建设兵团卫生计生委、中医药管理局：

为贯彻落实《国务院办公厅关于推进分级诊疗制度建设的指导意见》（国办发〔2015〕70号）和《关于推进家庭医生签约服务的指导意见》（国医改办发〔2016〕1号）要求，提升家庭医生签约服务规范化管理水平，促进家庭医生签约服务提质增效，现提出如下意见。

一、规范签约服务提供主体

（一）开展家庭医生签约服务的机构。家庭医生签约服务主要由各类基层医疗卫生机构提供，鼓励社会办基层医疗机构结合实际开展适宜的签约服务。承担签约服务的医疗机构应当依法取得《医疗机构执业许可证》，并配置与签约服务相适应的人员及设施设备。

（二）家庭医生。现阶段家庭医生主要包括基层医疗卫生机构注册全科医生（含助理全科医生和中医类别全科医生），具备能力的乡镇卫生院医师、乡村医生和中医类别医师；执业注册为全科医学专业或经全科医生相关培训合格、选择基层医疗卫生机构开展多点执业的在岗临床医师；经全科医生相关培训合格的中级以上职称退休临床医师。原则上每名家庭医生签约人数不超过2000人。

（三）家庭医生团队。原则上以团队服务形式开展家庭医生签约服务。每个团队至少配备1名家庭医生、1名护理人员，原则上由家庭医生担任团队负责人。家庭医生团队可根据居民健康需求和签约服务内容选配成员，包括但不限于：公共卫生医师（含助理公共卫生医师）、专科医师、药师、健康管理师、中医保健调理师、心理治疗师或心理咨询师、康复治疗师、团队助理、计生专干、社工、义工等。开展家庭医生签约服务的机构要建立健全家庭医生团队管理制度，明确团队工作流程、岗位职责、考核办法、绩效分配办法等。团队负责人负责本团队成员的任务分配、管理和考核。

二、明确签约服务对象及协议

（一）服务对象范围。家庭医生签约服务对象主要为家庭医生团队所在基层医疗卫生机构服务区域内的常住人口，也可跨区域签约，建立有序竞争机制。现阶段，家庭医生签约服务重点人群包括：老年人、孕产妇、儿童、残疾人、贫困人口、计划生育特殊家庭成员以及高血压、糖尿病、结核病和严重精神障碍患者等。

（二）签约居民的责任与义务。签约居民可自愿选择家庭医生团队签约，并对协议签订时提供的证件、资料的合法性和真实性负责。签约居民须履行签约服务协议中约定的各项义务，并按照约定支付相应的签约服务费。

（三）服务协议。原则上每位居民在签约周期内自愿选择1个家庭医生团队签约。协议签订前，家庭医生应当充分告知签约居民约定的服务内容、方式、标准、期限和权利义务等信息；协议有效期原则上为1年；协议内容应当包括居民基本信息，家庭医生服务团队和所在机构基本信息、服务内容、方式、期限、费用,双方的责任、权利、义务以及协议的解约和续约情况等。签约团队需在签约期满前向签约居民告知续约事宜。服务期满后需续约、解约或更换家庭医生团队的,应当重新办理相应手续。基层医疗卫生机构对持有《母子健康手册》的孕产妇及儿童,在充分告知的基础上,视同与其签订家庭医生服务协议。

三、丰富签约服务内容

家庭医生团队在医疗机构执业登记和工作职责范围内应当根据签约居民的健康需求,依法依约为其提供基础性和个性化签约服务。基础性签约服务包括基本医疗服务和基本公共卫生服务。个性化签约服务是在基础性签约服务的内容之外,根据居民差异化的健康需求制定针对性的服务内容。

家庭医生团队应当结合自身服务能力及医疗卫生资源配置情况,为签约居民提供以下服务:

(一)基本医疗服务。涵盖常见病和多发病的中西医诊治、合理用药、就医指导等。

(二)公共卫生服务。涵盖国家基本公共卫生服务项目和规定的其他公共卫生服务。

(三)健康管理服务。对签约居民开展健康状况评估,在评估的基础上制定健康管理计划,包括健康管理周期、健康指导内容、健康管理计划成效评估等,并在管理周期内依照计划开展健康指导服务等。

(四)健康教育与咨询服务。根据签约居民的健康需求、季节特点、疾病流行情况等,通过门诊服务、出诊服务、网络互动平台等途径,采取面对面、社交软件、电话等方式提供个性化健康教育和健康咨询等。

(五)优先预约服务。通过互联网信息平台预约、现场预约、社交软件预约等方式,家庭医生团队优先为签约居民提供本机构的专科科室预约、定期家庭医生门诊预约、预防接种以及其他健康服务的预约服务等。

(六)优先转诊服务。家庭医生团队要对接二级及以上医疗机构相关转诊负责人员,为签约居民开通绿色转诊通道,提供预留号源、床位等资源,优先为签约居民提供转诊服务。

(七)出诊服务。在有条件的地区,针对行动不便、符合条件且有需求的签约居民,家庭医生团队可在服务对象居住场所按规范提供可及的治疗、康复、护理、安宁疗护、健康指导及家庭病床等服务。

(八)药品配送与用药指导服务。有条件的地区,可为有实际需求的签约居民配送医嘱内药品,并给予用药指导服务。

(九)长期处方服务。家庭医生在保证用药安全的前提下,可为病情稳定、依从性较好的签约慢性病患者酌情增加单次配药量,延长配药周期,原则上可开具4—8周长期处方,但应当注明理由,并告知患者关于药品储存、用药指导、病情监测、不适随诊等用药安全信息。

(十)中医药"治未病"服务。根据签约居民的健康需求,在中医医师的指导下,提供中医健康教育、健康评估、健康干预等服务。

(十一)各地因地制宜开展的其他服务。

四、落实签约服务费

(一)签约服务费的内涵。签约服务费是家庭医生团队与居民建立契约服务关系、在签约周期内履行相应的健康服务责任的费用,体现医务人员作为"健康守门人"和"费用守门人"的劳务价值。家庭医生在为签约居民提供基本医疗和基本公共卫生服务之外,按照签约服务全方位全过程健康服务的要求,签订协议、提供健康咨询,了解签约居民健康状况并实施健康干预、评估、管理,协调转诊、康复指导等服务所需劳务成本,由签约服务费予以补偿。

(二)签约服务费的来源及分配。签约服务费可由医保基金、基本公共卫生服务经费和签约居民付费等分担。要积极争取财政、扶贫、残联等部门支持,拓宽签约服务费筹资渠道。依据各地实际情况,合理核算家庭医生签约服务费收费标准。签约服务费作为家庭医生团队所在基层医疗卫生机构收入组成部分,按照"两个允许"的要求用于人员薪酬分配,体现多劳多得。原则上应当将不低于70%的签约服务费用于家庭医生团队,并根据服务数量、服务质量、居民满意度等考核结果进行合理分配。

五、优化签约服务技术支撑

(一)推动优质医疗资源向基层流动。鼓励医联体内二级及以上医疗机构卫生技术人员依法到基层医疗卫生机构执业,参与家庭医生签约服务。鼓励各级中医医疗机构选派中医类别医师为家庭医生团队提供技术支持和业务指导,推广中医药服务。通过科室共建、全专科联合门诊、带教示范等形式,加强对家庭医生团队的业务培训和技术指导。通过远程会诊、远程心电诊断、远程影像诊断等服务,促进医联体内机构间检查检验结果实时查阅、互认共享。将医联体内二级及以上医疗机构支持基层医疗卫生机构开展签约服务纳入对医联体的考核评价体系。

(二)推动区域医疗卫生资源共建共享。鼓励通过购买服务等形式,将二级及以上医疗机构的检查检验、医学影像、消毒供应等资源向基层医疗卫生机构开放,有条件的地区可建立区域医学影像中心、检查检验中心、消毒供应中心、后勤服务中心等,提升基层医疗服务能力和效率。

六、完善双向转诊机制

(一)畅通上转渠道。二级及以上医疗机构要为基层医疗卫生机构开设绿色通道,指定专人负责与家庭医生对接,对需转诊的患者及时予以转诊。要赋予家庭医生一定比例的医院专家号、住院床位等资源,对经家庭医生团队转诊的患者提供优先接诊、优先检查、优先住院等服务。

(二)精准对接下转患者。经上级医院治疗后的急性病恢复期患者、术后恢复期患者及危重症稳定期患者,应当及时下转至基层医疗卫生机构,由家庭医生团队指导或协调继续治疗与康复。

(三)提高转诊保障能力。根据下转签约患者的实际用药需求,适当放宽基层医疗卫生机构用药目录,与上级医院有效衔接,依据病情可延用上级医院医嘱处方药品。利用信息化手段完善医联体内沟通交流机制,保障转诊签约患者在上下级医疗机构诊疗信息的连续性。

七、推进"互联网+"家庭医生签约服务

(一)加快区域智能化信息平台建设与应用。加强二级及以上医疗机构对基层医疗卫生机构的信息技术支撑,促进医联体内不同层级、不同类别医疗机构间的信息整合,逐步实现医联体内签约居民健康数据共建共享。探索利用智能化信息平台对签约服务数量、履约情况、居民满意率等进行管理、考核与评价,提高签约服务工作的管理效率。

(二)搭建家庭医生与签约居民交流互动平台。鼓励家庭医生利用网站、手机应用程序等媒介,为签约居民在线提供健康咨询、预约转诊、慢性病随访、健康管理、延伸处方等服务,借助微博、微信等建立签约居民"病友俱乐部""健康粉丝群"等互动交流平台,改善签约居民服务感受。

(三)开展网上签约。鼓励有条件的地区开展网上签约服务,建立签约服务网站、手机客户端等网上签约平台,居民可通过网上签约平台向家庭医生提出签约申请,在阅读且同意签约协议、提交身份认证信息进行审核后,视为签订服务协议。

八、强化签约服务的管理与考核

(一)加强行政部门对签约服务的考核。省级、市级卫生健康行政部门和中医药主管部门加强与相关部门的沟通,健全签约服务考核评价机制,组织开展考核评价工作。县区级卫生健康行政部门对辖区内基层医疗卫生机构签约服务工作实施考核,可根据实际情况与其他考核统筹安排。以签约对象数量与构成、服务质量、健康管理效果、签约居民基层就诊比例、居民满意度等为核心考核指标。考核结果与基层医疗卫生机构绩效工资总量和主要负责人薪酬挂钩。

(二)健全机构内部管理机制。基层医疗卫生机构应当完善家庭医生签约服务管理考核工作机制。以家庭医生团队组成、服务对象的数量、履约率、续约率、服务数量、服务质量、签约居民满意度和团队成员满意度等为核心考核指标,考核结果同家庭医生团队和个人绩效分配挂钩。

(三)建立居民反馈机制。基层医疗卫生机构建立畅通、便捷的服务反馈渠道,及时处理签约居民的投诉与建议,并将其作为家庭医生团队绩效考核的重要依据。

(四)严格依法执业。家庭医生团队在开展诊疗活动过程中应当遵守国家法律法规及政策的相关要求。超出执业范围、使用非卫生技术人员从事诊疗工作、使用未经批准使用的药品、消毒药剂和医疗器械的,由有关部门依法依规处理。

九、加强签约服务的宣传与培训

(一)广泛开展宣传。各地要充分发挥公共媒体作用,加强对现阶段我国家庭医生签约服务内涵和特点的宣传,合理引导居民预期。要积极挖掘树立服务质量好、百姓认可度高的优秀家庭医生典型,发挥正面示范作用,增强家庭医生职业荣誉感,提高社会认可度,为家庭医生签约服务营造良好的社会氛围。

(二)做好相关培训。各地要开展对基层医疗卫生机构管理人员的政策培训,进一步统一思想、形成共识。加强对家庭医生团队常见病、多发病诊疗服务能力的技能培训,提升高血压、糖尿病、结核病、严重精神障碍等管理能力和儿科、口腔、康复、中医药、心理卫生、避孕节育咨询指导等服务能力。

国家卫生健康委员会　国家中医药管理局

2018 年 9 月 29 日

（信息公开形式:主动公开）

国家卫生健康委 财政部 人力资源社会保障部 国家医保局 国家中医药局 国家疾控局 关于推进家庭医生签约服务高质量发展的指导意见

国卫基层发〔2022〕10号

各省、自治区、直辖市卫生健康委、财政厅(局)、人力资源社会保障厅(局)、医保局、中医药局：

为贯彻新时代党的卫生与健康工作方针，推进实施健康中国战略，落实《中华人民共和国国民经济和社会发展第十四个五年规划和2035年远景目标纲要》要求，进一步加快推动家庭医生签约服务发展，现提出以下指导意见。

一、总体要求

（一）发展思路。积极增加家庭医生签约服务供给，扩大签约服务覆盖面；强化签约服务内涵，突出全方位全周期健康管理服务，推进有效签约、规范履约；健全签约服务激励和保障机制，强化政策协同性，夯实签约服务政策效力，推进家庭医生签约服务高质量发展。

（二）主要目标。准确把握工作节奏，在确保服务质量和签约居民获得感、满意度的前提下，循序渐进积极扩大签约服务覆盖率，逐步建成以家庭医生为健康守门人的家庭医生制度。从2022年开始，各地在现有服务水平基础上，全人群和重点人群签约服务覆盖率每年提升1～3个百分点，到2035年，签约服务覆盖率达到75%以上，基本实现家庭全覆盖，重点人群签约服务覆盖率达到85%以上，满意度达到85%左右。

二、扩大服务供给

（一）有序扩大家庭医生队伍来源渠道。家庭医生既可以是全科医生，又可以是在医疗卫生机构执业的其他类别临床医师(含中医类别)、乡村医生及退休临床医师。鼓励各类医生到基层医疗卫生机构提供不同形式的签约服务，积极引导符合条件的二、三级医院医师加入家庭医生队伍，以基层医疗卫生机构为平台开展签约服务。家庭医生既可以个人为签约主体，也可组建团队提供签约服务。

（二）支持社会力量开展签约服务。鼓励各地结合实际，在签约服务费、医保报销、服务项目、转诊绿色通道等方面做好政策引导支持，为社会办医疗卫生机构开展签约服务创造条件，满足居民个性化、多元化健康需求。各地应对社会办医疗卫生机构开展签约服务予以支持。

（三）强化家庭医生培养培训体系。加强全科专业住院医师规范化培训、助理全科医生培训、转岗培训、订单定向免费医学生培养，推进乡村全科执业助理医师考试，积极扩充家庭医生队伍。优化家庭医生的临床诊疗服务能力和全科理念、知识、技能培训体系，重点加强针对性、操作性强的实用技能培训。

三、丰富服务内容

（一）提升医疗服务能力。进一步改善基层医疗卫生机构基础设施和装备条件，强化基层医疗卫生机构基本医疗服务功能，提升家庭医生开展常见病、多发病诊疗及慢性病管理能力，鼓励乡镇卫生院和社区卫生服务中心根据服务能力和群众需求，按照相关诊疗规范开展符合相应资质要求的服务项目，拓展康复、医养结合、安宁疗护、智能辅助诊疗等服务功能。

（二）提高基本公共卫生和健康管理服务质量。积极提供预防保健等公共卫生服务，对签约居民落实基本公共卫生服务项目和其他公共卫生服务，加强对慢性病的预防指导，推进电子健康档案向签约居民个人开放。根据签约居民健康状况和服务需求，提供优质健康教育服务和优化健康管理服务，提升签约服务的获得感和满意度。

（三）保障合理用药。落实基本药物目录管理等政策，加强基层医疗卫生机构与二级以上医院用药目录衔接统一，进一步适应签约居民基本用药需求。按照长期处方管理有关规定，为符合条件的签约慢性病患者优先提供长期处方服务，原则上可开具4～12周长期处方。到2025年，全部乡镇卫生院和社区卫生服务中心均应提供长期处方服务。

（四）开展上门服务。对行动不便、失能失智的老年人、残疾人等确有需求的人群，要结合实际提供上门治疗、随访管理、康复、护理、安宁疗护、健康指导及家庭病床等服务，加强医疗质量监管，确保医疗安全。

（五）优化转诊服务。统筹区域优质卫生资源，城市医疗集团、县域医共体牵头医院应将一定比例的专家号源、预约设备检查等医疗资源交由家庭医生管理支配，可给予家庭医生部分预留床位，方便经家庭医生转诊的患者优先就诊、检查、住院。

（六）加强中医药服务。坚持中西医并重，加强基层医疗卫生机构中医科和中医馆建设，改善中医药服务场地条件和设施水平，推进普遍将中医药服务纳入签约服务内容，加强签约团队中医药人员配置，鼓励家庭医生（团队）掌握和使用针刺、推拿、拔罐、艾灸等中医药技术方法，提供中医治未病服务。

（七）形成有序就医秩序。进一步推进基层医疗卫生机构预约就诊和智能分诊，大力引导和推进签约居民到基层医疗卫生机构就诊时由家庭医生接诊。家庭医生应通过日常诊疗服务全方位掌握签约居民及其家庭成员健康状况，加强与签约居民联系，引导签约居民逐步形成到基层医疗卫生机构首诊的就医选择。对签约居民可积极推广采用信用支付、诊间结算等方式，整合挂号、检查、检验、诊疗、取药等付费环节，实行一站式结算，减少排队等候次数和时间。

四、优化服务方式

（一）推广弹性化服务协议。服务协议应明确签约双方的责权利，列出服务清单。服务协议有效期可为1～3年，可根据居民需求和基层医疗卫生机构工作实际，允许服务关系稳定的家庭医生和签约居民签订2年、3年有效期的服务协议。支持家庭医生与居民以家庭为单元签订服务协议，鼓励各地探索以党政机关、企事业单位、产业园区、商务楼宇等功能社区为签约对象，签订服务协议。

（二）加强全专结合医防融合。通过专科医生直接参与签约服务、家庭医生经绿色通道优先转诊专科医生等形式，为签约居民提供"一站式"全专结合服务，加强全科和专科医生的协作，促进基层医防融合，增强签约服务的连续性、协同性和综合性。

（三）鼓励组合式签约。鼓励各地按照城市医疗集团、县域医共体建设的网格化布局，引导三级医院采取"包干分片"方式，通过对口支援、科室共建、人才下沉、多点执业等多种途径，促进优质医疗资源下沉，与辖区基层医疗卫生机构一起壮大签约服务力量，共同做好家庭医生签约服务。

（四）推进"互联网＋签约服务"。基于区域全民健康信息平台，搭建或完善家庭医生服务和管理信息系统，实现线上为居民提供签订协议、健康咨询、慢病随访、双向转诊等服务。信息系统记录的服务行为，作为考核评价家庭医生服务履约的重要指标。加强区域健康信息互通共享，打通家庭医生服务和管理信息系统同医疗机构诊疗系统、基本公共卫生系统等数据通道，积极推广应用人工智能等新技术。

（五）提供健康咨询服务。结合签约居民基本健康情况，通过面对面、电话、社交软件、家庭医生服务和管理信息系统等多种形式，为签约居民提供针对性健康咨询服务，包括健康评估、健康指导、健康宣教、疾病预防、就诊指导、心理疏导等，密切签约双方关系，增加互信互动，发展长期稳定的服务关系。

（六）突出重点人群。要将老年人、孕产妇、儿童、残疾人、脱贫人口、计划生育特殊家庭成员以及高血压、糖尿病、结核病和严重精神障碍患者等作为签约服务重点人群，优先签约、优先服务。脱贫地区要结合实际，逐步将脱贫不稳定户、边缘易致贫户、突发严重困难户等群体中的慢病患者、老年人等纳入签约服务重点人群范围，重点做好主要慢病患者的规范管理和健康服务。

五、完善保障机制

（一）加强组织领导。各地要强化属地责任，结合实际及时出台具体实施方案，细化工作目标和措施。要切实加强统筹协调，建立健全家庭医生签约服务保障制度，形成政府主导、部门协作、基层医疗卫生机构为平台、多种社会资源参与的工作机制，确保各项任务落实到位，签约服务覆盖面持续扩大，签约服务质量和满意度持续提升。

（二）健全激励机制。签约服务费是家庭医生（团队）与居民建立契约服务关系、履行相应健康服务责任，打包提供医疗服务、健康服务以及其他必要便民服务的费用。签约服务费由医保基金、基本公共卫生服务经费和签约居民付费等分担。要合理测算家庭医生签约服务费结算标准，原则上将不低于70%的签约服务费用于参与家庭医生签约服务人员的薪酬分配，签约服务费在考核后拨付。二级以上医疗机构要在绩效工资分配上向参与签约服务的医师倾斜。明确家庭医生签约服务中基本服务包和个性化服务包的内涵，并相应调整费用结算标准。

（三）发挥基本医保引导作用。在医疗服务价格动态调整中，优先考虑体现分级诊疗、技术劳务价值高的医疗服务项目，促进就近就医。推进基层医疗卫生机构门诊就医按人头付费,引导群众主动在基层就诊,促进签约居民更多利用基层医疗卫生服务。有条件的地区可探索将签约居民的门诊基金按人头支付给基层医疗卫生机构或家庭医生(团队),对经分级诊疗转诊的患者,由基层医疗卫生机构或家庭医生(团队)支付一定的转诊费用。医保部门加强协议管理,完善结算办法,确保参保人获得高质量医疗服务,加强绩效评价,完善结余留用的激励政策。继续对不同层级医疗机构实行差别化支付政策,合理设置基层医疗卫生机构同二级及以上医疗机构间报销水平差距。

(四)加强宣传引导。加强家庭医生签约服务宣传,扩大签约服务群众知晓率,引导更多居民利用签约服务。重点做好签约服务内涵内容宣传,合理引导居民预期。要发掘优质高效推进家庭医生签约服务的典型案例,以点带面,发挥正面示范引导作用,为家庭医生签约服务发展创造良好的社会氛围。

(五)提升家庭医生职业荣誉感。鼓励支持家庭医生(团队)评优争先,注重挖掘服务质量好、群众认可度高的家庭医生典型模范,树立家庭医生热心服务群众的正面形象,卫生健康系统内各类表彰和评优评先要向家庭医生适当倾斜,提高全社会对家庭医生的认可度和信任度。

(六)加强监督、考核与评价。加强家庭医生签约服务质量考核和监督力度,将签约服务人数、重点人群占比、续签率、健康管理效果、服务质量以及签约居民满意度等作为评价指标,利用信息化手段和居民回访等方式,定期对基层医疗卫生机构和家庭医生开展监督评价,考核结果同经费拨付、绩效分配等挂钩。国家卫生健康委将会同有关部门对各地家庭医生签约服务的进展情况开展年度和5年为周期的评价评估,并将结果通报各地。

国家卫生健康委　财政部　人力资源社会保障部
国家医保局　国家中医药局　国家疾控局
2022年3月3日

《关于推进家庭医生签约服务高质量发展的指导意见》政策解读

为进一步完善家庭医生签约服务政策措施,推动家庭医生签约服务高质量发展,国家卫生健康委、财政部、人力资源社会保障部、国家医保局、国家中医药局和国家疾控局近日联合印发《关于推进家庭医生签约服务高质量发展的指导意见》(以下简称《指导意见》)。

一、《指导意见》出台的背景

家庭医生签约服务因具有以居民健康为中心、以家庭为单位、以社区为范围的根本属性,是助推我国"健康中国"建设,促进实现为居民提供全方位全周期健康服务目标的重要抓手。自2016年家庭医生签约服务在全国开展以来,改革在适宜性、规范性等方面的探索路径逐渐清晰,并得到群众的认可和欢迎。2020年基本实现了家庭医生签约制度的全覆盖。但是,还存在一些因素制约了家庭医生签约服务的发展。主要包括签约服务筹资机制尚不健全、签约服务供给能力不足、签约方式有待优化、家庭医生开展签约服务的激励不足等。这些问题都需要通过改革逐步加以解决，保障家庭医生签约服务的高质量发展。

二、《指导意见》的主要内容

《指导意见》对家庭医生签约服务整体发展和下一阶段目标、签约队伍建设、强化签约服务内涵、完善保障机制等方面作出了要求，主要有以下几个方面。

（一）总体要求。《指导意见》确定了下一个阶段积极扩充服务供给，扩大服务覆盖面，推进有效签约、规范履约，提高激励和保障政策供给水平，系统、协调推进家庭医生签约服务高质量发展的总体思路。提出了签约服务覆盖率每年提升1~3个百分点的阶段性目标要求，到2035年，签约服务覆盖率达到75%以上，重点人群签约服务覆盖率达到85%以上。循序渐进扩大签约服务覆盖率，逐步建成以家庭医生为健康守门人的家庭医生制度。

（二）增加服务供给。《指导意见》对家庭医生队伍的来源渠道进行了补充说明，提出除全科医生外，其他类别临床医师（含中医类别）、乡村医生及退休临床医师亦可作为家庭医生。秉持开放创新导向，《指导意见》提出鼓励各类医生参与签约服务，引导符合条件的公立医院医生加入家庭医生队伍，并对社会办医疗卫生机构开展签约服务予以支持。旨在通过吸纳广大卫生健康专业人员的参与，增加签约服务的供给能力，更好地形成贴近群众生活的服务平台。同时，《指导意见》对家庭医生的执业场所做出了明确规定，要求加入家庭医生队伍的二级及以上医疗机构医生需以基层医疗卫生机构作为平台来开展签约服务。《指导意见》还对签约主体方式多样性进行了合理优化，即家庭医生既可以组建团队提供签约服务，也可以个人作为签约主体提供签约服务，未来签约方式将更为灵活。此外，《指导意见》提出要进一步强化家庭医生培养培训体系，通过加大全科医师培训力度积极扩充家庭医生队伍的同时，注重业务培训，优化家庭医生的临床诊疗服务能力和全科理念、知识、技能培训体系。

（三）完善医疗卫生服务内容。《指导意见》提出要进一步提升家庭医生开展常见病、多发病诊疗及慢性病管理能力，并通过依规拓展切实符合群众需求的服务项目，如康复、医养结合、安宁疗护、智慧诊疗等服务，进一步强化基层医疗卫生机构的基本医疗服务功能。《指导意见》针对长期处方服务提出了阶段性目标，即到2025年全部乡镇卫生院和社区卫生服务中心均应提供长期处方服务。此外，《指导意见》从开展上门服务、提供优先转诊以及中医药服务等方面对家庭医生的医疗服务功能进行了诠释。强调了基层医疗卫生机构从预约就诊和智能分诊方面与签约工作做好功能连接，注重强化家庭医生与签约居民的联系，引导签约居民逐步形成到基层医疗卫生机构首诊的就医习惯。并通过向签约居民个人开放电子健康档案等方式优化基本公共卫生和健康管理服务效果。

（四）优化服务方式。《指导意见》此次重点从签约服务的多样化和居民选择的丰富性角度出发，对签约服务方式提出了优化建议。一是提出了弹性化的服务协议方案，在此前1年期的服务协议有效期基础上，可适当灵活调整为2年或3年，以满足与居民维持长期稳定契约关系和减轻基层医疗卫生机构工作负担的需求。二是对签约对象的界定进行了补充说明,在此前主要以个人为签约对象的基础上,拓展为支持以家庭和功能社区为单位进行协议签订,以满足各类人群对签约形式多样化的需求,并提升签约工作管理效率。为了让签约居民更多感受到签约服务的连续性、协同性和综合性,《指导意见》提出要加强全科和专科医生的协同协作,通过家庭医生与专科医生之间的绿色转诊通道等方式,为签约居民提供"一站式"健康服务。此外,《指导意见》还提出在医联体建设的网格化布局基础上开展组合式签约,同步开展"互联网+签约服务",满足居民对线上签约、转诊和多种形式健康咨询的功能需求,并利用信息系统数据作为考核评价履约的重要指标。《指导意见》还将继续聚焦重点人群,重点做好重点人群和慢病患者的优先签约、优先服务。

(五)完善保障机制。《指导意见》中进一步明确了签约服务费的内涵及筹资机制,强调了基本医保对引导居民基层就诊和分级诊疗的关键作用。通过调整医疗服务项目价格以体现医务人员技术劳务价值,通过推进基层医疗卫生机构门诊就医按人头付费,与结余留用激励机制相结合,引导供方主动提高预防保健与健康管理水平,发挥家庭医生费用"守门人"作用。医保部门加强协议管理,完善结算办法和结余留用的激励政策。《指导意见》还提出要合理引导居民预期,通过树立典型案例,开展家庭医生(团队)评优争先活动等提高全社会对家庭医生的认可度和信任度。在加强绩效考核方面,《指导意见》提出要将签约服务人数、重点人群占比、续签率、健康管理效果、服务质量及签约居民满意度等作为评价指标,并强化结果应用,将考核结果同经费拨付、绩效分配等挂钩。

三、做好组织落实

《指导意见》明确各级各地责任,要求加强统筹协调、落实各项保障政策,加强宣传引导,形成多部门多系统合力,协同推进家庭医生签约服务高质高效发展。